ENTRENAMIENTO ESENCIAL DE PARKOUR

FUERZA Y MOVIMIENTOS BÁSICOS DEL PARKOUR

SAM FURY

Ilustrado por
RAUL GUAJARDO

Traducido por
MINCOR, INC

Copyright SF Nonfiction Books © 2021

www.SFNonfictionBooks.com

Todos los derechos reservados
Ninguna parte de este documento puede reproducirse sin el consentimiento por escrito del autor.

ADVERTENCIAS Y EXENCIONES DE RESPONSABILIDAD

La información de esta publicación se hace pública solo como referencia.

Ni el autor, editor ni ninguna otra persona involucrada en la producción de esta publicación es responsable de la manera en que el lector use la información o el resultado de sus acciones.

ÍNDICE

Introducción ix

Entrenamiento para la Realidad 1

SEGURIDAD

Toque de Seguridad 7
Rodadas de Seguridad 9
Romper la Caída 17

CALENTAMIENTOS Y ACONDICIONAMIENTO

Pasavallas 25
Equilibrio 27
Side Sapiens 33
Kongs de Piso 35
Dominadas 37

CORRER Y SALTAR

Esprintar 41
Carrera evasiva 45
Obstáculos 47
Salto de Precisión 50
Aterrizaje de Grúa 54
Dar Zancadas 56
Pasos de Zancada de Seguridad 57
Rodada en Picada 59
Rutinas de Parkour 63
Juegos de Parkour 64

SALTOS

Salto de Seguridad 67
Salto de Velocidad 70
Salto de Vuelta 73
Salto de Seguridad en Reversa 76
Salto Liviano 78

Salto Kong — 81
Salto en Reversa — 86

TÉCNICAS DE MURO

Salto de Gato a Colgadura de Gato — 93
Gato a Gato — 95
Tic-Tac — 97
Escalada de Muro — 99
Carrerilla de Muro Vertical — 103
Saltos de Muro — 107
Paso Rápido en Esquina de Muro — 109

TÉCNICAS DE BARRA

Underbar Recto — 115
Laché — 118
Cruce de Mono — 122
Musculatura — 123

Referencias — 127

Recomendaciones del Autor — 129
Acerca de Sam Fury — 131

GRACIAS POR TU COMPRA

Si te gusta este libro, deja una reseña donde lo compraste. Esto ayuda más de lo que la mayoría de la gente piensa.

Para encontrar más SF Nonfiction Books disponibles en español, visita:

www.SFNonFictionbooks.com/Foreign-Language-Books

Gracias de nuevo por tu apoyo,

Sam Fury, autor.

INTRODUCCIÓN

El parkour es una de las formas más útiles de salir del peligro inmediato en tierra.

Este manual de entrenamiento se centra en los movimientos esenciales de parkour. Por "esenciales" me refiero a aquellos movimientos y técnicas que, con un entrenamiento básico, serían relativamente seguros de usar sin una planificación previa, por ejemplo, si estuviera huyendo de alguien en un área desconocida.

¿Por qué aprender parkour?

El principal motivo para aprender parkour es el mismo para el que se inventó: desarrollar la capacidad de ir de un punto a otro de la forma más eficiente posible. También existen otros beneficios, como:

- Es una forma divertida y desafiante de mantenerse en forma. Es hacer ejercicio sin sentir que lo estás haciendo. Con solo aprender las habilidades, das la bienvenida a la aptitud física como subproducto.
- Es una buena forma de socializar con otros entusiastas del parkour. O si eres más bien solitario, el parkour se puede practicar solo. Te permite ver el mundo que te rodea con una nueva luz. Una vez que comiences a aprender parkour, ya no volverás a mirar edificios, escaleras, rieles o cualquier otra estructura de la misma manera.
- Te ayuda a vencer el miedo. Muchos movimientos de parkour, como saltar espacios abiertos, pueden ser abrumadores, pero podrás aprovechar la confianza que ganas al lograrlos con éxito en otras áreas de tu vida.
- Aumenta tu imaginación. Descubrir diferentes formas de ir de un punto a otro utilizando las habilidades del parkour es bueno para tu creatividad.

Progresión

La progresión adecuada en el parkour es útil para superar el miedo y para la seguridad.

Conquista pequeñas metas y aumenta gradualmente hacia metas más grandes. Después de completar algo con éxito una vez, lo demás será más fácil. Pero, no seas demasiado arrogante. Así es como ocurren las lesiones.

Las técnicas de este libro se dan en una progresión de acuerdo con el tipo de movimiento (recepción, salto, vallas, etc.), pero eso no significa que debas aprenderlo todo (o parte) de un tipo de movimiento antes de comenzar a entrenar en otro. Casi cualquier tipo de movimiento se puede practicar a tu discreción.

Hay una excepción: **Las técnicas de recepción adecuadas, específicamente el golpe y la rodada de seguridad, deben aprenderse primero** para evitar cualquier lesión.

Las técnicas se presentan utilizando el método que se enseña en el Plan de aptitud para la supervivencia, pero hay muchas formas de aprender lo mismo. Si algo no te funciona, inténtalo de otra manera. Adopta la filosofía de usar lo que es bueno para ti y descartar lo que no lo es.

Aunque el parkour se puede practicar solo, para la mayoría de las personas, tener un compañero de entrenamiento ayuda con la progresión, ya que aprenderán y se motivarán mutuamente. También es bueno para la seguridad.

ENTRENAMIENTO PARA LA REALIDAD

El parkour es una gran habilidad si necesitas huir de un enemigo, pero el entrenamiento no es igual que tener que usarlo en la vida real.

Aquí hay algunas cosas que puedes hacer para prepararte en caso de que necesites usar parkour en un escenario de la vida real.

Alerta

Debes estar constantemente alerta a tu entorno. Utiliza tu visión periférica y formula un plan de escape cada vez que entres en una nueva situación (observa dónde están las salidas, cómo superarías los obstáculos, etc.).

Un efecto secundario de esto es que estar alerta es obvio. Las personas (posibles atacantes) se dan cuenta de que lo estás y esto hace que te vean menos como un objetivo.

Al aire libre

Entrena en todos los terrenos, en todo tipo de clima y en todos los diferentes tipos de luz.

Hay algunas excepciones. Por ejemplo, no intentaría algunos de los movimientos de parkour en superficies resbaladizas.

Si hacer algo durante el entrenamiento es demasiado peligroso, también será demasiado peligroso para hacerlo en la vida real. Recuerda esto si alguna vez tienes que tomar una decisión sobre qué hacer.

También es importante variar los lugares de entrenamiento. Entrenar en el mismo lugar todo el tiempo limitará tu imaginación y las diferentes situaciones requerirán diferentes enfoques.

Parkour y defensa personal

Es muy recomendable combinar tu entrenamiento de parkour con la defensa personal. Se complementan muy bien. Por ejemplo, el tic-tac se puede integrar con una patada lateral.

Obtén más información sobre el entrenamiento de defensa personal en:

www.SFNonFictionbooks.com/Foreign-Language-Books

Entrenamiento en ambos lados

En realidad, debes favorecer el lado fuerte de tu cuerpo al realizar las acciones. Cuando te entrenes, hazlo en ambos lados por si no puedes usar su lado fuerte (debido a una lesión, por ejemplo), tu lado más débil seguirá siendo bastante bueno.

Lo que cargas contigo

Si habitualmente llevas un bolso o mochila y no estás dispuesto a dejarlo cuando te sientas amenazado, entonces debes entrenar con él. Cuanto más ajustada tengas la mochila a tu cuerpo, menos se moverá durante el entrenamiento.

Lo que vistes

Si lo que usas en el entrenamiento no es lo mismo que usas la mayor parte del tiempo, entonces no sabrás si puedes ejecutar movimientos de parkour en la vida cotidiana. Por ejemplo, ¿con qué frecuencia sales con botas de alpinista puestas y con una tiza en el bolsillo trasero? Si la respuesta es siempre, no dudes en utilizar botas de alpinista y tiza cuando entrenes con el Survival Fitness Plan.

P. ¿Entonces debería entrenar con mi traje y corbata o falda y tacones altos?
R. Sí y no.

Entrenar con ropa que no es práctica para el ejercicio físico dificultará tu progreso, pero debes hacerlo al menos de vez en cuando para saber cómo es hacer parkour con ese tipo de ropa.

También puedes considerar cambiar la ropa que usas a diario para garantizar la funcionalidad en los movimientos. La ropa holgada y el calzado cómodo se pueden adaptar a casi cualquier situación. Antes de ponerte algo, pregúntate: "Si tuviera que hacerlo, ¿podría correr y escalar un muro en esto?"

SEGURIDAD

El parkour no es una actividad peligrosa si progresas lentamente, no tomas riesgos innecesarios y aprendes las técnicas de seguridad correctas.

TOQUE DE SEGURIDAD

El toque de seguridad es una técnica que ayuda a prevenir lesiones cuando caes de pie.

Es bueno para aquellos momentos en los que quizás no sea posible rodar por falta de espacio u otros factores, aunque es mejor rodar al caer desde alturas mayores o en ángulos.

Para hacer el toque de seguridad, lánzate de una repisa. Comienza con pequeñas caídas y aumenta a medida que aumenta tu confianza.

Logra tu caída sobre las puntas de ambos pies al mismo tiempo y luego gira los talones hacia el suelo.

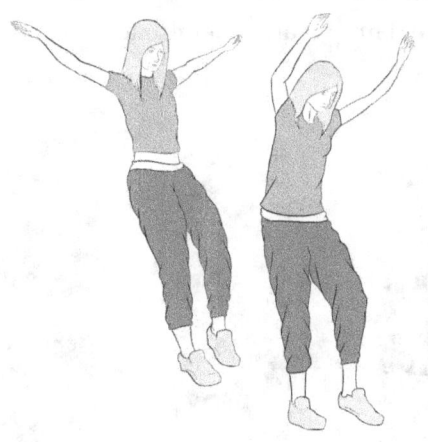

Dobla las rodillas al aterrizar para absorber el impacto. Dependiendo del impacto, puedes bajar hasta agacharte totalmente.

No golpees con tus muñecas hacia abajo. Se utilizan para ayudar o equilibrar, pero no deben soportar ningún impacto importante.

Salta hacia atrás, aprovechando el impulso para continuar tu recorrido.

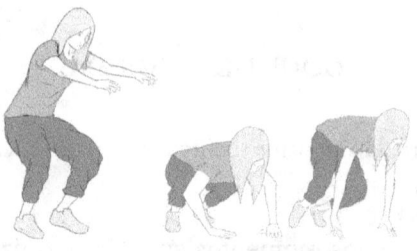

Trata de aterrizar lo más suave y silenciosamente posible. Esto es cierto con la mayoría de lo que haces en parkour. Mientras más silencioso seas, más suave será y menos presión se aplicará a tus articulaciones. Como el uso práctico del parkour es huir de tu enemigo, también es ventajoso ser lo más silencioso posible.

Cuando saltas de un muro (ej., paso de gato), es una buena idea alejarse del obstáculo. Puede que tengas que usar los pies para alejarte un poco del muro para tener espacio suficiente para girar.

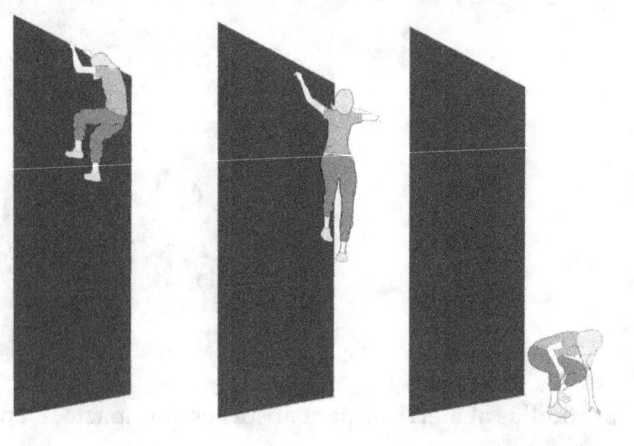

RODADAS DE SEGURIDAD

La rodada de seguridad es una habilidad de parkour extremadamente importante que debes desarrollar. Se usa para prevenir lesiones por alguna técnica que haya salido mal, una caída de altura, una caída general o un tropiezo, o alguien que te arroje o empuje al suelo o te caigas de algún lugar. También es una buena técnica para hacer la transición entre movimientos.

Tu objetivo debe ser que tu rodada de seguridad sea instintiva. Esto es porque los momentos en que más las necesitarás son aquellos en los que no estás listo.

La rodada de seguridad se puede hacer hacia adelante, hacia los lados o hacia atrás. Probablemente usarás la rodada hacia adelante con mayor frecuencia, pero debes practicar todas con regularidad.

Cuando estés aprendiendo la rodada de seguridad por primera vez, hazlo en un terreno blando, como hierba, tapetes o arena. Tómalo con calma y empieza desde algo bajo. Cuando hayas logrado la técnica, puedes progresar aumentando la altura o el impulso.

Rodada hacia adelante

Elige con qué lado te sientes más cómodo rodando, hacia la derecha o hacia la izquierda. Con el tiempo, querrás aprender a rodar por ambos lados.

Si ruedas sobre tu hombro izquierdo, comienza desde una posición de rodillas con el pie izquierdo hacia adelante.

Coloca tus manos en el suelo frente a ti, de modo que tus dedos pulgar e índice formen una especie de diamante. Colócalos en un ángulo de 45° en la dirección en la que deseas rodar.

Nota: Puedes rodar sobre tu hombro, pero a menos que tengas algo en tus manos, es preferible que las uses para ayudar a controlar tu movimiento, así como para absorber parte del impacto.

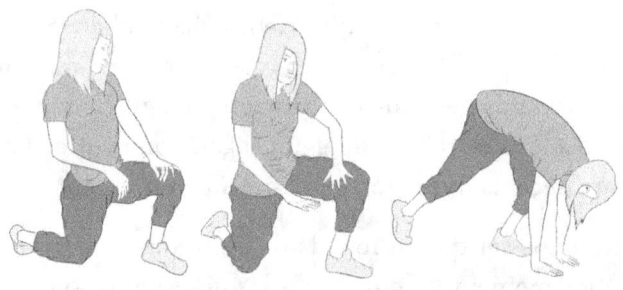

Mira por encima de tu hombro derecho y usa la pierna trasera para empujarte a rodar. Usa tus manos para controlar tu impulso y tus brazos para levantarte un poco, de modo que puedas aterrizar en la parte posterior de tu omóplato. No deseas golpear la parte superior de tu hombro.

Rueda en diagonal a través de tu espalda hasta la cadera opuesta. Si ruedas mal (lo que probablemente harás cuando lo intentes por primera vez), lo vas a sentir. Cuando empieces a practicar en superficies duras, definitivamente te darás cuenta si estás rodando mal. Es una curva de aprendizaje.

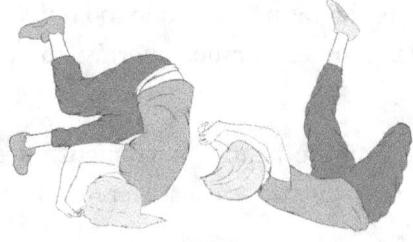

Sube de la rodada entre tu coxis y tu cadera, usa el lado de tu pierna y tu impulso para volver a ponerte de pie.

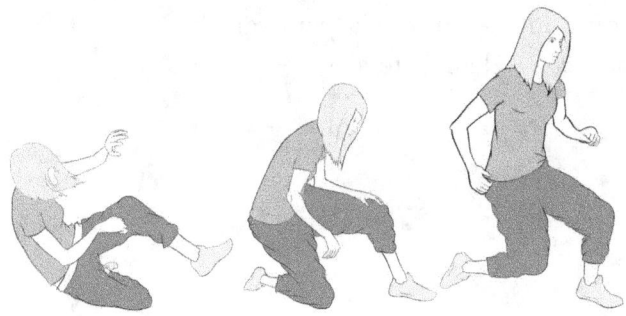

También puedes ponerte de pie directamente en lugar de usar el muslo. Esto evitará que tu rodilla toque el suelo, pero ejercerá más presión sobre el tobillo mientras estás de pie.

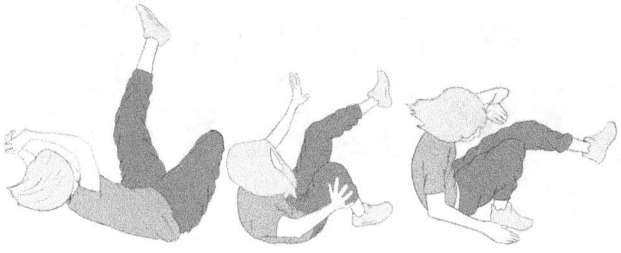

A medida que vas tomando confianza, comienza desde posiciones más altas, como ponerte en cuclillas y ponerte de pie. Un buen ejercicio es pararte derecho y dejar que tu cuerpo caiga hacia adelante como una tabla.

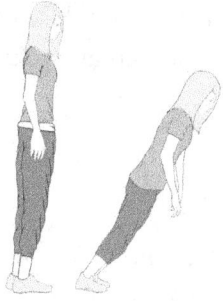

En el último momento, rueda para salir de ahí. Esto también se puede hacer con rodadas laterales y posteriores.

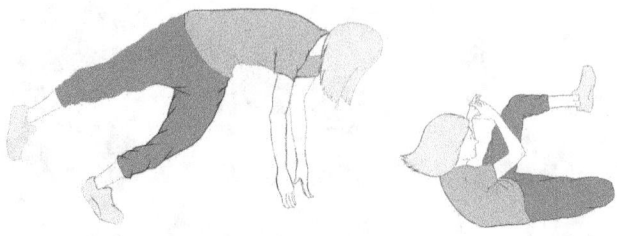

Ve progresando para rodar con impulso y con saltos. Cuando saltes a rodar, asegúrate de mantener las piernas flexionadas mientras aterrizas y permites que el impulso te empuje hacia la rodada.

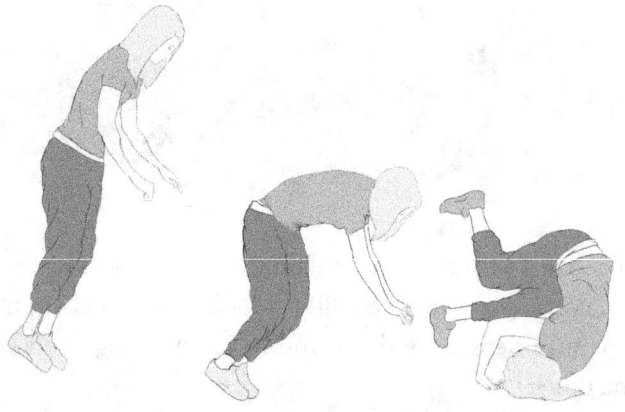

Eventualmente podrás saltar y rodar desde las repisas. Es importante ir subiendo lentamente y aumentar la fuerza de las piernas para poder lograr caídas cada vez mayores.

Mientras aumenta la altura y la velocidad de tus caídas, te ayudará aterrizar con los pies más juntos y a ser más adaptable con tus brazos.

Nota: Caer hacia una rodada no es lo mismo que rodar en picada. Cuando vas a caer desde una altura, tus pies todavía harán contacto primero.

Rodada lateral

La rodada lateral es buena para evitar lesiones cuando caes en una dirección extraña.

La técnica es muy similar a la de un giro hacia adelante, excepto que rodarás en un ángulo más horizontal a través de la espalda. La trayectoria de rodada exacta también dependerá del ángulo en el que caigas.

Mientras caes, usa tus manos para ayudar a controlar tu movimiento. Asegúrate de despejar tu brazo u hombro y aterrizar en algún lugar de tu espalda.

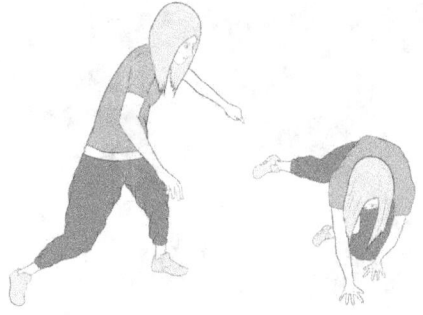

Use el impulso para crear una rodada lo más suave posible y luego vuelve a ponerte de pie.

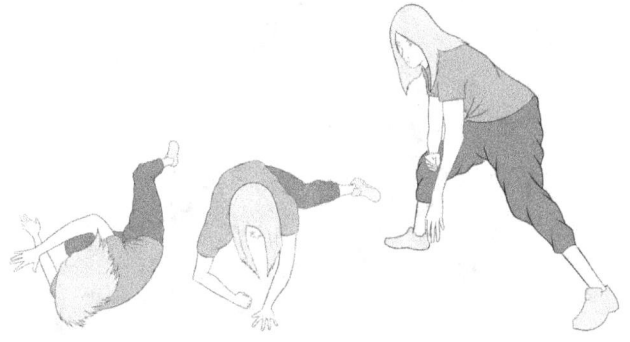

Rodada hacia atrás

Antes de intentar por primera vez la rodada hacia atrás, es útil que intentes primero hacer la rodada hacia adelante. Haz la rodada hacia adelante y detente antes de ponerte de pie, luego retrocede usando la misma línea en la que rodaste hacia adelante.

Rueda hacia adelante y hacia atrás unas cuantas veces para sentir la sensación.

Cuando estés listo, puedes rodar hacia atrás y ponerte de pie. Al final de tu giro hacia atrás, continúa pasando por encima del hombro.

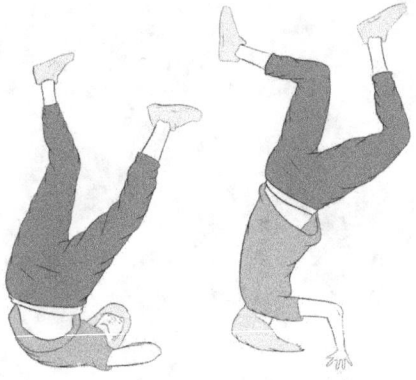

Usa tus manos para levantarte un poco y ponerte de pie.

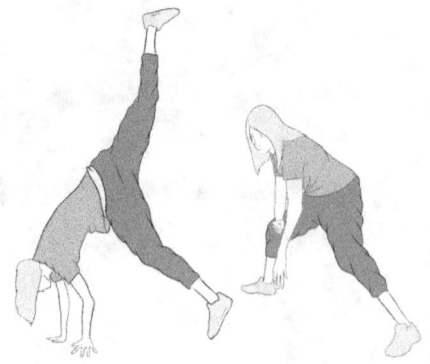

Cuando estés rodando de espaldas desde una caída, trata siempre de absorber el aterrizaje con tus piernas tanto como sea posible. Una recepción con un pie detrás del otro hará que entrar en la rodada sea mucho más fácil.

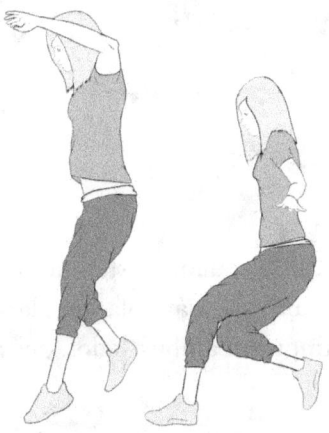

Baja tanto como puedas y luego entra en la rodada.

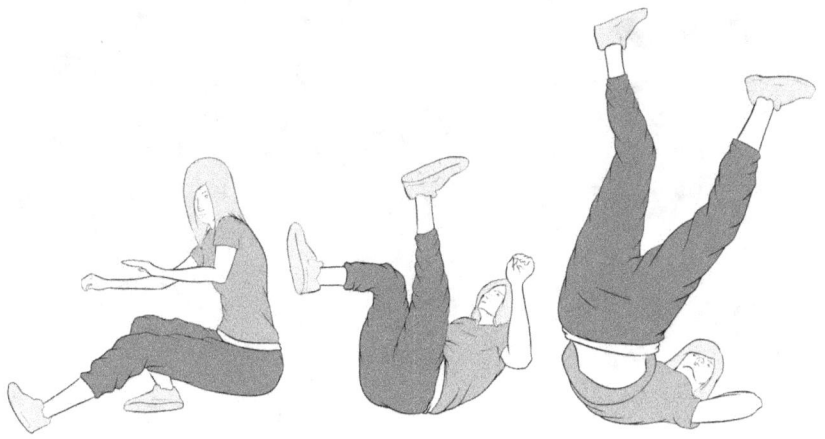

Vuelve a ponerte de pie como se describió anteriormente.

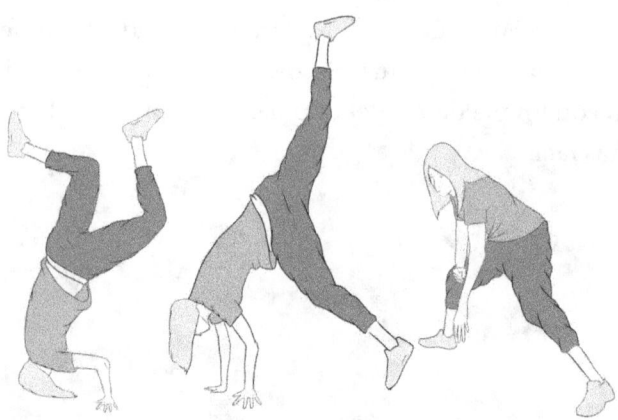

Es importante practicar la rodada hasta que sea una reacción instintiva, y luego continuar practicándola regularmente con todas las variaciones (saltos, impulso, ambos lados del cuerpo, recepción en diferentes ángulos, etc.).

ROMPER LA CAÍDA

Romper la caída es principalmente una técnica de artes marciales utilizada para disminuir el impacto cuando caes. No es muy propicio para el parkour porque interrumpe el "flujo", ya que una vez que caes, te detienes, pero es necesario aprender por razones de seguridad.

La ruptura funciona al esparcir el impacto de la caída a través de una porción más grande de tu cuerpo. Todavía puede doler un poco, pero te hará mucho menos daño.

Siempre es preferible rodar que caer con fuerza, ya que también es una forma rápida de volver a ponerse de pie. Sin embargo, habrá ocasiones en las que la rodadura de seguridad no será factible, como cuando hay falta de espacio. Es aquí cuando el romper la caída resulta muy útil.

Hay varias formas diferentes de romper la caída. En el Plan de acondicionamiento para la supervivencia (Survival Fitness Plan), se utiliza el método del judo, porque el judo es un arte marcial que hace un uso intensivo de arrojar personas al suelo. Por lo tanto, realmente necesitan saber cómo romper y caer bien.

Nota: Después de cualquier caída, puedes volver a ponerte de pie con la rodada de seguridad, o simplemente usa tus manos para ayudar a pararte.

Practica romper la caída en terreno blando, como césped, colchonetas de gimnasia, arena, etc. También te ayudará si exhalas cuando golpeas el suelo.

En todas las roturas de caída, hay dos cosas importantes que debes tener en cuenta.

1. No bajes la mano. Para muchas personas, esta es una reacción natural al caer, pero al hacerlo, el impacto de la

caída se concentrará en un solo punto, lo que probablemente cause lesiones.
2. Protege tu cabeza contra golpear el suelo. Esto varía dependiendo de la caída, pero la idea básica es alejar la cabeza o la cara del suelo.

Freno de caída con espalda

Párate con los pies separados al ancho de los hombros.

Ponte en cuclillas lo más bajo que puedas y acerca la barbilla al pecho. Bajar la barbilla evitará que te golpees la parte posterior de la cabeza con el suelo.

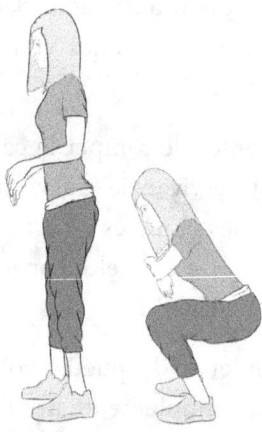

Tírate sobre la espalda y los brazos, permitiendo un ligero giro, pero no retrocedas demasiado.

Si detienes la rodadura de repente, esto ejercerá demasiada presión sobre tu cuerpo, pero no quieres que tus piernas se acerquen demasiado a tu cabeza por la misma razón.

Tener los pies un poco estirados y las rodillas ligeramente dobladas te ayudará a controlar esto.

Tus brazos se extenderán aproximadamente a 45°.

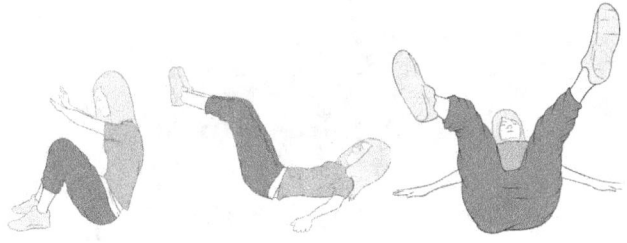

Freno de caída lateral

Desde una posición de pie, da un paso adelante con la pierna derecha y haz una sentadilla con una sola pierna mientras pasas la pierna izquierda. Mientras más doblas la pierna, más cerca estarás del suelo antes de aterrizar.

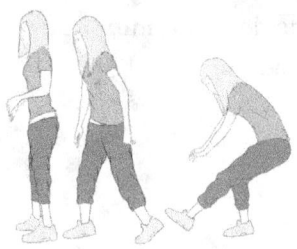

Acércate al suelo lo más que puedas, baja la barbilla y luego colócate sobre el lado izquierdo del torso o espalda y totalmente sobre tu brazo izquierdo a un ángulo de aproximadamente 45° de tu cuerpo, con la palma hacia abajo. Es probable que tus piernas se levanten en el aire.

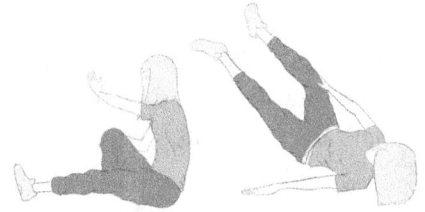

Permite que tus piernas vuelvan al suelo, terminando en una posición cómoda, pero no demasiado abiertas ni cruzadas.

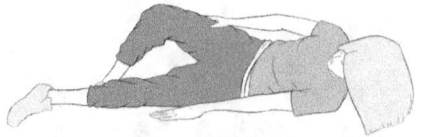

Freno de caída frontal

Con la ruptura de caída frontal, caes directamente hacia adelante y aterrizas sobre tus antebrazos.

Empieza de rodillas para estar cerca del suelo. Pon tus brazos frente a tu cara en forma de V invertida.

A medida que caes hacia el suelo, tensa tu centro y recibe el impacto en tus antebrazos. Trata de no permitir que tu vientre golpee el suelo y gira la cara hacia un lado.

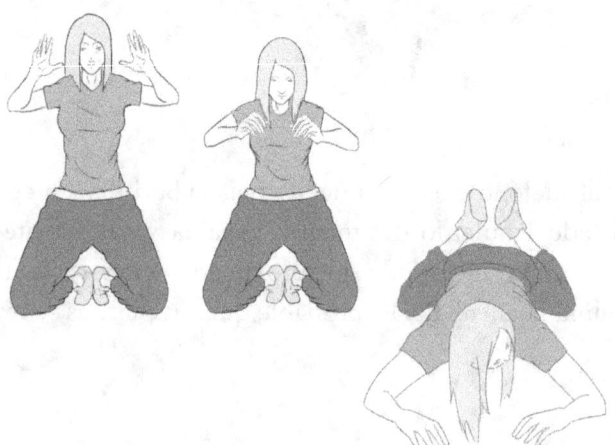

Cuando te sientas seguro, hazlo desde una posición de pie. Separa las piernas para poder estar más cerca del suelo.

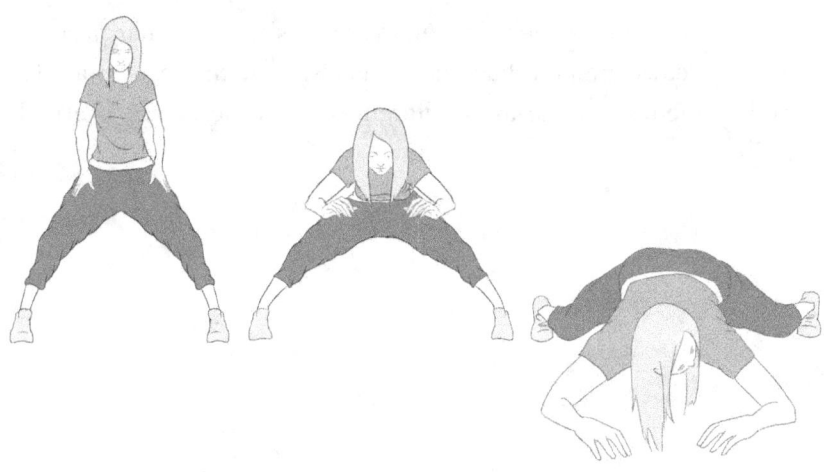

Luego podrás hacerlo desde una posición de pie y con un pequeño salto.

Freno de caída con rodada frontal

Romper la caída hacia adelante es útil cuando vas a rodar, pero te encuentras un obstáculo adelante que te impide ponerte de pie.

Realiza una rodada de seguridad hacia adelante como de costumbre, pero en lugar de ponerte de pie, detente en la posición de caída lateral.

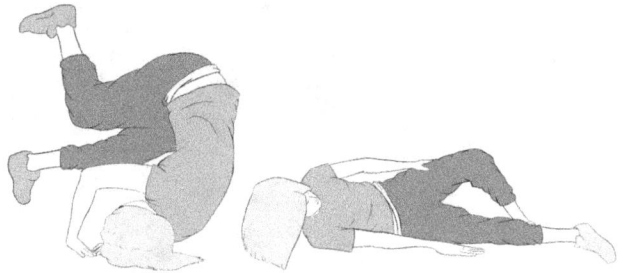

A partir de ahí, puedes hacer una rodada de seguridad hacia atrás para volver a ponerte de pie.

Con todas las rupturas de caída, una vez que sientas confianza con tu técnica, puedes intentar hacerlas cada vez con menos sentadillas. También puedes intentarlas en diferentes escenarios, como caerte de una silla.

CALENTAMIENTOS Y ACONDICIONAMIENTO

Usa ejercicios de calentamiento para preparar tu cuerpo para una actividad vigorosa. Un calentamiento adecuado es fundamental para evitar lesiones.

El acondicionamiento fortalecerá tus músculos y mejorará la resistencia.

La mayoría de los ejercicios de esta sección sirven para calentamiento y también acondicionamiento.

Todos también son útiles como movimientos propios de parkour, además de ser "trampolines" hacia las técnicas de parkour más avanzadas descritas en este manual.

PASAVALLAS

El pasavallas es una forma de movimiento cuadrúpedo. El movimiento cuadrúpedo es el acto de moverse a cuatro patas. Otros tipos de movimiento cuadrúpedo descritos en este libro incluyen sapiens laterales y kongs terrestres.

Todos los tipos de movimiento cuadrúpedo tienen usos prácticos y también son excelentes ejercicios de calentamiento o acondicionamiento.

El pasavallas es útil cuando tienes que atravesar repisas, barandillas, etc., o para pasar por debajo de áreas pequeñas. Te brinda más equilibrio y control sobre el obstáculo, y reduce tu perfil, lo que lo hace ideal para escape y evasión.

Empieza apoyándote en las manos (palmas planas) y los pies, con la mano izquierda delante de la mano y el pie del lado derecho delante del pie izquierdo. Tus manos y pies deben formar una línea. A medida que avances, querrás mantener esta línea tanto como te sea posible. Cuando lo intentes por primera vez, será útil seguir una línea real en el suelo. Cuando estés en una repisa o barandilla, de todos modos, tendrás pocas opciones.

Para avanzar, primero mueve la mano trasera hacia el frente y luego el pie trasero hacia el frente. Repite esto. Empieza lentamente, con pasos pequeños, y asegúrate de transferir el peso de manera uniforme entre el brazo y las piernas: adelante y atrás, izquierda y derecha.

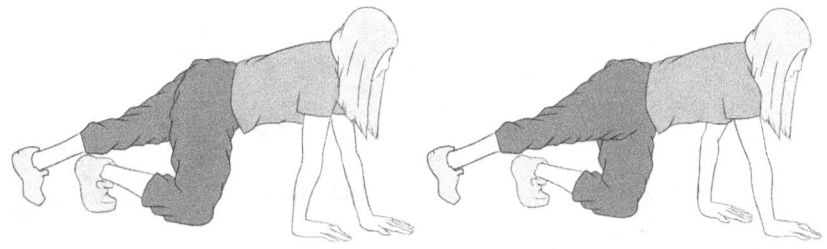

Para la estabilidad, mantén tres puntos de contacto con la superficie en todo momento.

Cuando tu movimiento esté coordinado, concéntrate en perfeccionar tu postura. Ponte lo más nivelado posible, desde las caderas hasta la cabeza. Mantén tu espalda plana y la cabeza hacia adelante.

No te estires, no acerques demasiado las rodillas al cuerpo ni saques el trasero.

Cuando necesites descansar, agáchate. No pongas las rodillas en el suelo.

Progresa más y trabaja diferentes músculos caminando como un gato hacia atrás, subiendo y bajando escaleras, agachándote mucho, en repisas, barandillas, etc.

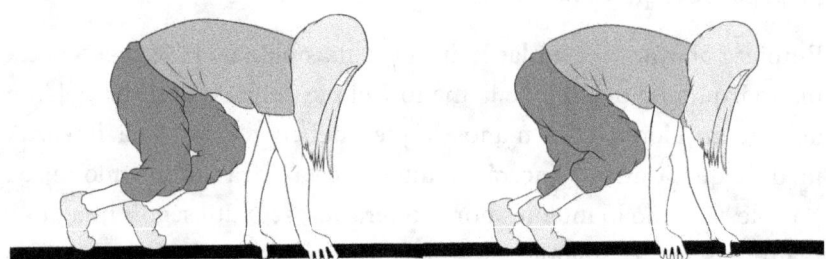

EQUILIBRIO

El equilibrio es muy importante en el parkour. Una forma de mejorarlo es con el trabajo de barras o haciendo varios ejercicios sobre una barra. Hay un par de descripciones en este capítulo, pero también puedes crear las tuyas propias. El trabajo de barras también tiene otras ventajas, como:

- Formar articulaciones resistentes para ayudar a soportar el estrés de los saltos y aterrizajes de alto impacto.
- Cultivar la conciencia corporal.
- Mejorar la fuerza de todo el cuerpo.
- Aumentar tus niveles de enfoque.

Idealmente, querrás hacer todos estos ejercicios en una barra redonda, ya que es (en la mayoría de los lugares) la estructura urbana más difícil y común para mantener el equilibrio. Progresa hasta esto comenzando desde el suelo, luego cambiando a repisas, tablones planos, barras cuadradas, etc.

En cuclillas

Primero, debes ponerte en cuclillas en el suelo.

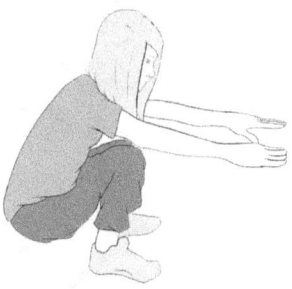

Si no tienes la flexibilidad para esto, hay un par de estiramientos que puedes hacer.

Estos dos estiramientos fueron obtenidos del libro *Yoga Sanador* de Aventuras DeViaje.

www.SFNonFictionbooks.com/Foreign-Language-Books

Inclinación hacia adelante mientras estás sentado

Evita esto si tienes una lesión en el tobillo, brazo, cadera u hombro.

Comienza en una posición sentada con las piernas extendidas hacia afuera frente a ti. Inhala y levanta los brazos hacia el cielo, con las palmas una frente a la otra. Alarga tu torso a través de tus dedos y la coronilla de tu cabeza.

Mientras exhalas, dobla las caderas y baja la parte superior del cuerpo hacia las piernas. Agarra tus tobillos, pies o dedos de los pies.

Empuja hacia afuera con los talones mientras tiras de los dedos de los pies hacia ti.

Puedes usar tus brazos para acercarte a tus piernas. Si tienes más flexibilidad, coloca las manos frente a tus pies. Si tienes dificultades, dobla las rodillas lo suficiente para poder alcanzar los pies y colocar la cabeza sobre las rodillas.

Cuando estés listo, vuelve a desenrollar lentamente la columna vertebral hasta la posición sentada.

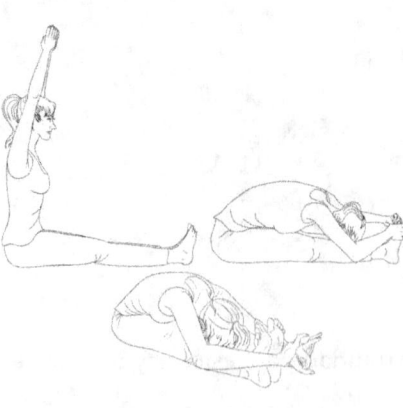

Perro hacia abajo

Coloca tus manos y rodillas en el suelo, con las palmas de las manos directamente debajo de los hombros y los dedos hacia adelante. Tus rodillas están separadas al ancho de los hombros y tus pies están en dirección recta detrás de ellas. Mantén tu espalda plana.

Mientras inhalas, mete los dedos de los pies de manera que te apoyes sobre la punta de tus pies o metatarso. Mantén las palmas de tus manos separadas al ancho de los hombros y separa los dedos, con el dedo medio hacia adelante.

Presiona en tus manos y levanta tus caderas hacia arriba.

Empuja tus caderas hacia arriba y hacia atrás. Tu pecho debe moverse hacia tus muslos. Mantén los brazos rectos, pero no bloquees los codos.

Mantén la columna recta mientras levantas el coxis.

Estira la parte posterior de tus piernas presionando los talones contra el suelo. Mantén tu espalda plana. Tus piernas deben estar rectas (rodillas no bloqueadas) o con una pequeña flexión en las rodillas.

Deja que tu cabeza cuelgue libremente.

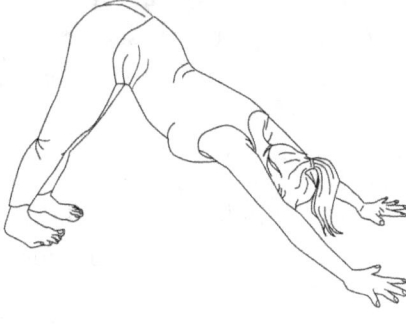

Sentadilla de barra

Cuando puedas hacer al menos diez sentadillas en el suelo, pruébalas en una barra. Puedes agarrarte a ella para empezar. Cuando hayas encontrado tu equilibrio o confianza, suéltala. Puede ser útil que enfoques tu mirada hacia un solo punto frente a ti.

Ponte de pie lentamente. Mantente de pie sobre la barra durante unos segundos. Cuando estés listo, sube y baja de nuevo.

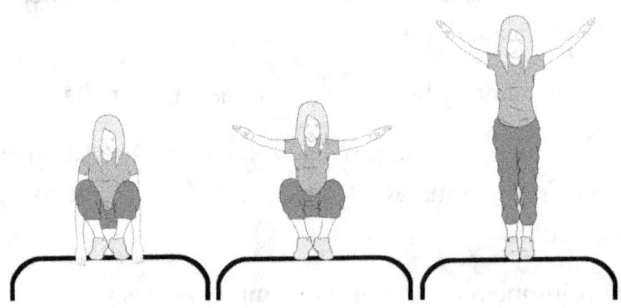

Caminar sobre barra

El siguiente paso es caminar. Camina un poco hacia adelante, luego da la vuelta y camina hacia atrás.

Esto te ayudará a comenzar en algo más fácil que una barra. En el nivel más básico, puedes simplemente seguir una línea en el suelo, luego usar una tabla ancha y otras más delgadas a medida que avanzas.

La clave para mantener el equilibrio es una postura correcta. Mientras caminas, mantén el pecho hacia arriba, las rodillas ligeramente dobladas y el trasero sobre los talones. Da primero cada paso con los dedos de los pies.

Ve despacio para empezar, usa "brazos de avión" hasta que te sientas seguro, luego detente para recuperar el equilibrio cuando sea necesario.

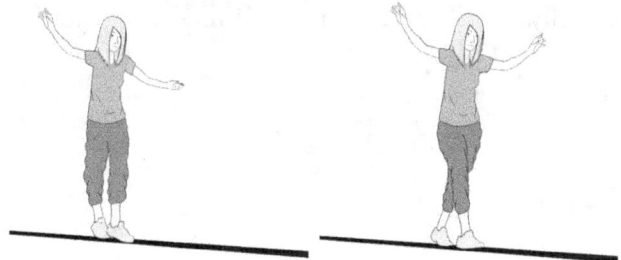

Intenta caminar también hacia atrás.

Nota: En un escenario de la vida real, probablemente usarías un paso de gato o pasavallas sobre la barra, ya que estos dos métodos te darían más control y un perfil más bajo.

Rutina de equilibrio en la barra

Una vez que puedas hacer todo lo anterior, puedes ponerlo en una breve rutina de equilibrio de barras que puedes hacer con regularidad. Sube a la barra, mantén el equilibrio en la posición de sentadilla, haz algunas sentadillas en el riel, párate, camina hacia adelante, da la vuelta, camina hacia atrás y haz el pasavallas. Aumenta la dificultad con barras inclinadas.

Slacklining (Caminar sobre cuerda floja)

Cuando quieras convertirte en un as del equilibrio, puedes pasar de la barra al slacklining. Simplemente realiza la rutina de balanceo de barra en el slackline.

Slacklining es básicamente caminar por la cuerda floja, pero la mayoría de las personas usarán una cinta dinámica (elástica), plana y ancha (unas pocas pulgadas) atada entre dos puntos de anclaje, generalmente árboles.

Para obtener más información sobre el slacklining, incluidos los diversos tipos y cómo configurar la cinta, visita:

Slackline.hivefly.com/slacklining-for-beginners-step-by-step

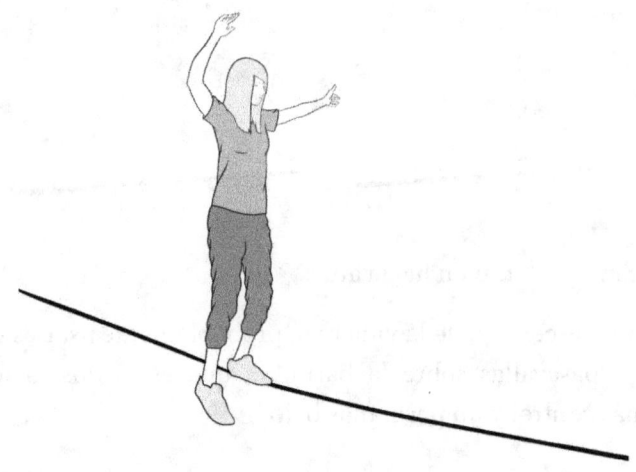

Capítulos Relacionados

- Pasavallas

SIDE SAPIENS

Los sapiens laterales (también conocidos como gatos laterales) son un tipo de movimiento cuadrúpedo que se utiliza como progresión hacia el salto en reversa.

También son útiles como una forma de desplazar el impulso (como cuando estás en la recepción de una caída) o para continuar fluyendo hacia tu próximo movimiento.

Comienza en una posición de sentadilla baja. Extiende los brazos a lo largo de tu cuerpo hacia la izquierda y colócalos firmemente en el suelo. Tu mano derecha debe tocar el suelo primero, seguida de cerca por tu izquierda.

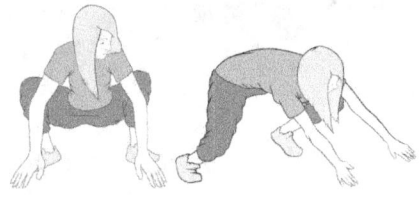

Mantén los brazos fuertes y utilízalos para soportar el peso de tu cuerpo mientras llevas las piernas hacia la izquierda. Tu pie derecho debe tocar el suelo primero, seguido de cerca por el izquierdo, de modo que termines de nuevo en la posición de sentadilla baja. Involucra a tu núcleo y aterriza con control. Aterriza suavemente con los pies y tan silenciosamente como puedas. Repite este movimiento unas cuantas veces y luego vuelve al revés.

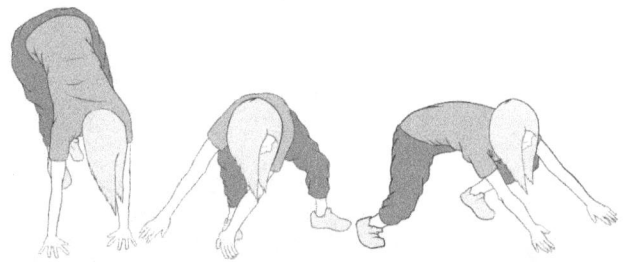

Esto también es bueno si lo practicas en repisas y rieles.

Para un mayor desafío, puedes hacer este ejercicio con las piernas rectas.

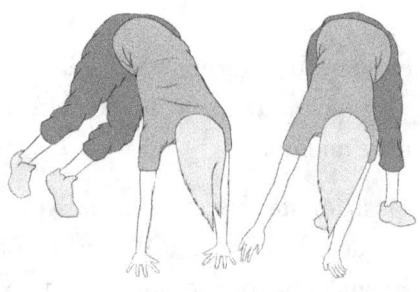

Capítulos Relacionados

- Salto en Reversa

KONGS DE PISO

Los kongs de piso son un tipo de movimiento cuadrúpedo que se utiliza como progresión hacia el salto de kong.

También son útiles como una forma de desplazar el impulso (como cuando estás aterrizando de una caída) o para continuar fluyendo hacia tu próximo movimiento.

Comienza en una posición de sentadilla baja.

Estírate hacia adelante y coloca ambas manos firmemente en el suelo.

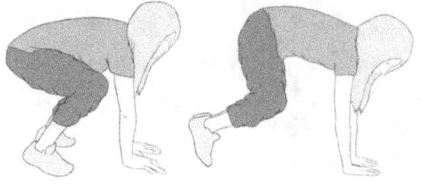

Mantén los brazos fuertes y utilízalos para soportar el peso de tu cuerpo mientras llevas las piernas hasta tus manos (o lo más cerca de ellas posible).

Involucra a tu núcleo y aterriza con control. Aterriza suavemente con los pies y tan silenciosamente como puedas.

Repite este movimiento varias veces.

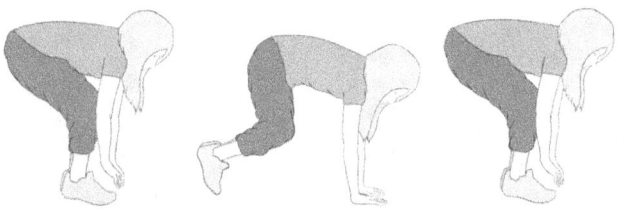

Cuando te sientas con confianza, practica en repisas y barras. Mientras vas adquiriendo fuerza, puedes intentar cubrir más terreno.

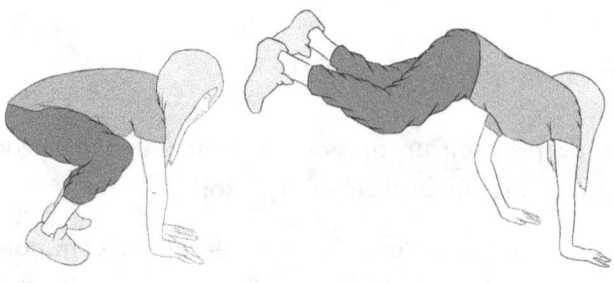

También puedes hacer kongs de suelo al revés que ejercitarán un conjunto diferente de músculos.

DOMINADAS

Las dominadas son un excelente ejercicio para todo el cuerpo. Hacerlas con regularidad te ayudará a prepararte para escalar muros y, eventualmente, musculadoras.

Coge la barra con un agarre ligeramente más ancho que el ancho de tus hombros y con las palmas mirando hacia afuera.

Déjate colgar hasta abajo.

Levántate tirando de los omóplatos hacia abajo y juntos. Mantén tu pecho hacia arriba y tira hacia arriba hasta que tu barbilla esté por encima de la barra. Tócala con tu pecho.

Mientras tiras hacia arriba, mantén tu cuerpo en línea vertical. No te balancees. Concéntrate en aislar tu espalda y bíceps.

Haz una pausa cuando estés arriba y luego vuelve a bajar a la posición colgante.

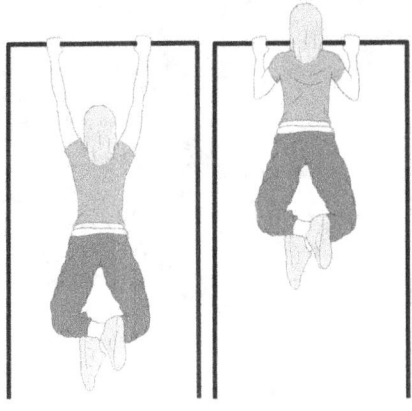

CORRER Y SALTAR

Esta sección contiene técnicas para correr y saltar sobre o entre obstáculos sin entrar en contacto con ellos. También incluye explicaciones de carreras y juegos de parkour.

ESPRINTAR

En parkour, esprintar te prepara para próximos obstáculos.

Esprintar es una forma eficaz de hacer ejercicio. Es mucho más efectivo hacer múltiples sprints cortos que correr o trotar largas distancias. Esprintar brinda los mismos beneficios para la salud en un tiempo mucho más corto, así como otros beneficios que el trotar o correr no ofrecen.

A diferencia de trotar o correr, esprintar crea una potencia explosiva, que es muy importante en el parkour. Esprintar es muy funcional y mucho más útil que el trote de larga distancia cuando se trata de escapar de un peligro.

Si por alguna razón necesitas correr una larga distancia, la práctica del parkour en general te dará la resistencia que necesitas para hacerlo, más de la que tendrías si solo salieras a trotar todos los días.

Técnica adecuada para correr

El uso de la técnica de carrera adecuada te permitirá ir más rápido y durante más tiempo gastando menos energía.

Cuando corras (esprintes), mantén los codos doblados a 90º y mueve la mano desde el bolsillo hasta la barbilla.

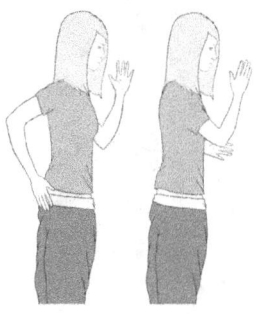

Mueve tus rodillas y codos al unísono. Mientras empujas los codos hacia atrás, levanta las rodillas. Luego, cuando tu mano suba a tu barbilla, baja la pierna.

Asegúrate de llevar la mano desde el bolsillo hasta la barbilla. Mientras más atrás estén los codos, más altas irán las rodillas.

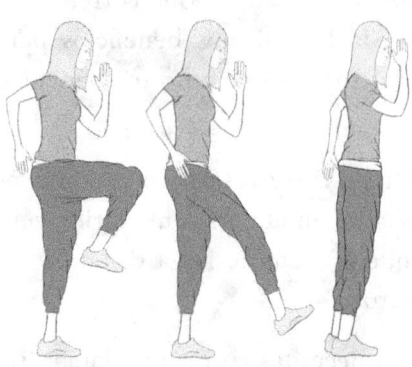

Mantén la barbilla nivelada, los ojos enfocados hacia adelante, el núcleo comprometido, los hombros relajados y el torso erguido (opuesto a inclinarse hacia adelante).

Esta postura mantiene tu masa en forma vertical, lo que significa que tus pies golpearán el suelo con más fuerza y producirás más velocidad.

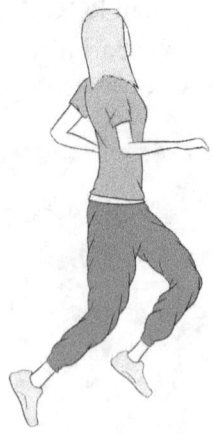

Incluso cuando te canses, mantén siempre la forma correcta de correr.

Respiración por la boca

Usas mucho oxígeno mientras corres, y necesitas reemplazarlo de manera eficiente.

Respirar por la boca permite que entre más oxígeno a tu cuerpo. También evita que aprietes los dientes, lo que puede causar dolores de cabeza.

Nota: Cuando respiras normalmente o si tienes que correr en lugares de alta contaminación, es mejor respirar por la nariz. Tu nariz es el sistema de tratamiento de aire de su cuerpo. Filtra, humidifica y calienta el aire antes de que llegue al resto de su cuerpo.

Respiración con el vientre

Aprende esto primero acostándote boca arriba. Mientras exhalas, usa los músculos del estómago para ayudar a expulsar todo el aire de tus pulmones. Para inhalar, simplemente relaja los músculos del estómago y deja que entre el aire.

Una vez que te sientas cómodo con la respiración abdominal, úsala mientras corres.

Respirar al ritmo de tus pasos

Respirar al ritmo de tus pasos es la forma más fácil de regular el ritmo de tu respiración. Esto es útil para monitorear y controlar ciertos parámetros mientras estás corriendo.

A un ritmo de carrera normal (sin esprintar), mantente en una proporción de 2: 2. Es decir, inhala en dos pasos y luego exhala en dos pasos. Durante carreras más difíciles, es posible que debas cambiar la proporción a 1:2 o 2:1.

Cuando subas una colina, mantén la misma proporción de respiración que usabas antes de la colina. Esto asegura que usarás la misma cantidad de energía para cruzar la colina.

Para arreglar una punzada de dolor lateral mientras corres, desacelera tu respiración a un ritmo más profundo de 3:3.

Otra forma de arreglar una punzada de dolor es expandir y contraer el diafragma en la dirección opuesta a la habitual. Cuando inhales, haz que tu estómago se contraiga y cuando exhales haz que tu estómago se expanda.

Nota: Respirar en una proporción de 1:1 o más rápido puede provocar hiperventilación, y respirar en una proporción de 3: 3 o más lenta significa que es posible que no recibas suficiente oxígeno en tu cuerpo.

CARRERA EVASIVA

La carrera evasiva es la capacidad de maniobrar fuera del camino de un obstáculo estacionario o que se aproxima mientras corres.

Cuando aprendas a correr de manera evasiva, usa una velocidad de carrera un poco más lenta que la del esprint. Quieres ser rápido, pero no tan rápido como para lesionarte mientras realizas el movimiento.

Entrena para evadir a los humanos, ya que serán los más difíciles de esquivar. Quieres ir en la dirección que sea más difícil para tu oponente.

Mientras te acercas a tu oponente, míralo a los ojos. Esto hará que sea más difícil para él predecir a dónde vas y probablemente pensará que estás cargando directamente contra él.

Si tu oponente está en frente de ti pero tiene los pies planos (imagen de la izquierda), debería ser bastante fácil pasarlo por cualquier lado.

Si tiene un lado más hacia adelante (imagen de la derecha), evítalo yendo hacia el otro lado de su cuerpo. Probablemente será su lado más débil y le resultará más difícil maniobrar en esa dirección. En el escenario de la imagen de la derecha, maniobrarías hacia la izquierda de la mujer, ya que su pie derecho está adelantado.

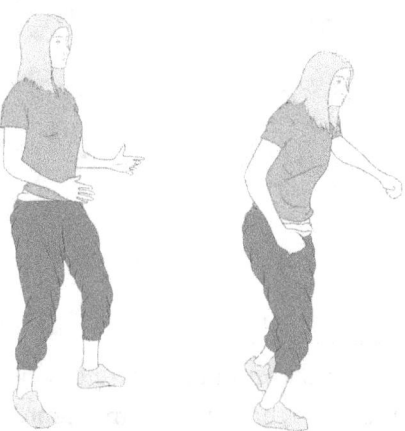

Si un oponente se aleja de ti en ángulo, dirígete en sentido contrario. En la imagen, la mujer ha dado un paso hacia la izquierda con el pie derecho. La eludirías moviéndote hacia su derecha, hacia el exterior de ella.

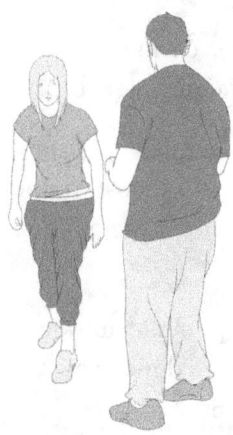

Puedes practicar esto con un amigo. Haz que tu amigo te mire directamente mientras corres hacia él. Cuando estés cerca, tu amigo debe dar un paso hacia ti y debes evadir en la mejor dirección.

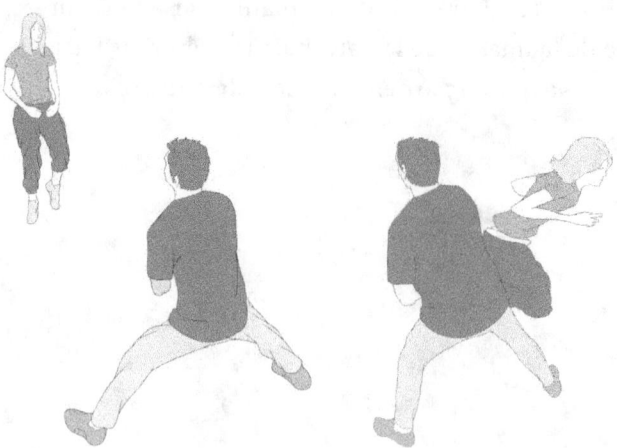

También puedes practicar contra un objeto estacionario. Corre hacia él y evítalo por ambos lados en el último momento.

OBSTÁCULOS

Los pasavallas a menudo se descuidan en el parkour, pero son la forma más rápida de superar un obstáculo y, a veces, si se trata de vallas de alambre o setos, por ejemplo, es la única forma. Debes usarlos siempre que sea posible. Se utilizan mejor sobre pequeños obstáculos que estás seguro de poder superar.

La mecánica de los obstáculos se puede aprender con un par de ejercicios.

Ejercicio de pierna de sendero

El ejercicio de pierna de sendero te enseña a levantar la pierna trasera hacia arriba y hacia afuera en lugar de hacerlo directamente.

Ponte frente a un muro a un paso natural de distancia y apoya las palmas de las manos contra ella. Lleva la pierna izquierda hacia arriba detrás de ti y luego lleva la rodilla al frente, paralela a tu cadera.

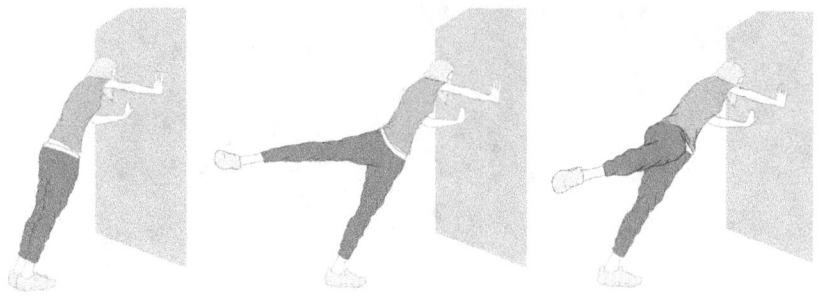

Mantén el talón directamente detrás de la rodilla lo más que puedas y luego vuelve a colocar el pie en el suelo.

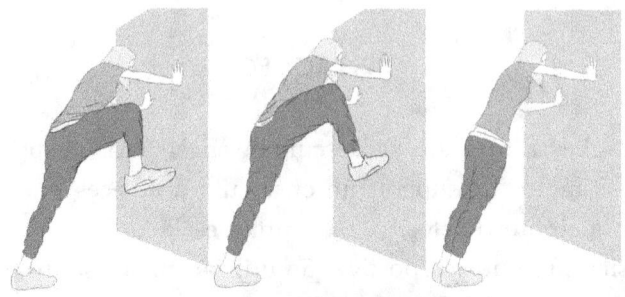

Haz este ejercicio diez veces en cada lado de tu cuerpo.

Ejercicio de pierna delantera

El ejercicio de la pierna delantera te enseña a inclinarte hacia adelante, lo cual es muy importante para el impulso.

Párate frente a un muro, a un paso natural de él.

Empuja tu pierna delantera hacia arriba y hacia el muro. Realmente apóyate en él. Al levantar la pierna, estírate hacia adelante con la mano opuesta.

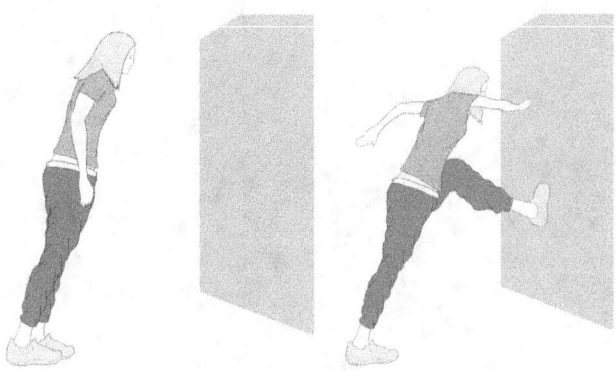

Haz este ejercicio diez veces en cada lado de tu cuerpo.

El obstáculo

Después de haber practicado esos dos ejercicios, puedes intentar con un obstáculo real.

Acércate a un obstáculo con suficiente velocidad como para estar seguro de que lo superarás. Empuja el pie adelantado y el brazo opuesto hacia adelante mientras pateas la pierna trasera hacia atrás. Cuando tu cuerpo supere el obstáculo, lleva la rodilla trasera hacia el frente, paralela a la cadera.

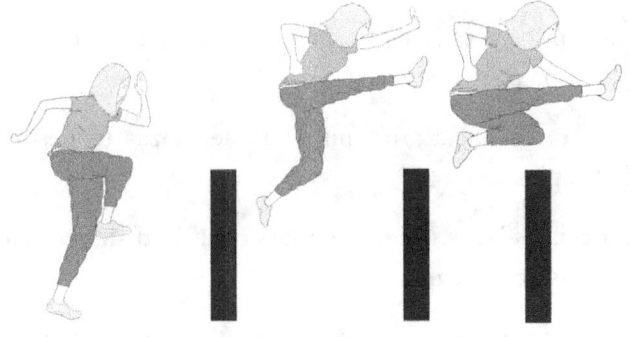

Cae sobre tu pie adelantado y continúa corriendo hacia adelante.

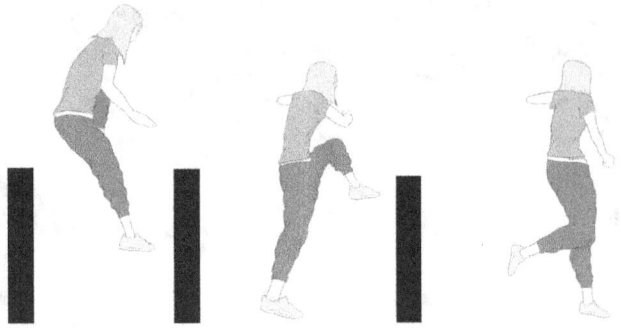

Capítulos Relacionados

- Pasavallas

SALTO DE PRECISIÓN

El salto de precisión es una habilidad fundamental de parkour en la que saltas de un punto fijo a otro. Es importante aprender a ser preciso en los aterrizajes para poder aterrizar de manera segura en obstáculos más pequeños como repisas, pasamanos y muros.

Cuando realizas saltos de precisión, tu objetivo es caer exactamente en el lugar de recepción previsto, sin impulso adicional en ninguna dirección, es decir, sin tropezar hacia adelante.

Comienza con los pies juntos y dobla un poco las rodillas, de modo que estés en una posición semi agachado.

Mueve tus brazos hacia atrás mientras desplazas tu peso hacia las puntas de los pies.

Inclínate hacia delante. Mientras mayor sea la distancia que tengas que saltar, más deberás inclinarte.

Mientras saltas, lanza los brazos hacia adelante y hacia arriba. Tu energía viajará por tus piernas, a través de tu torso y hasta tus manos.

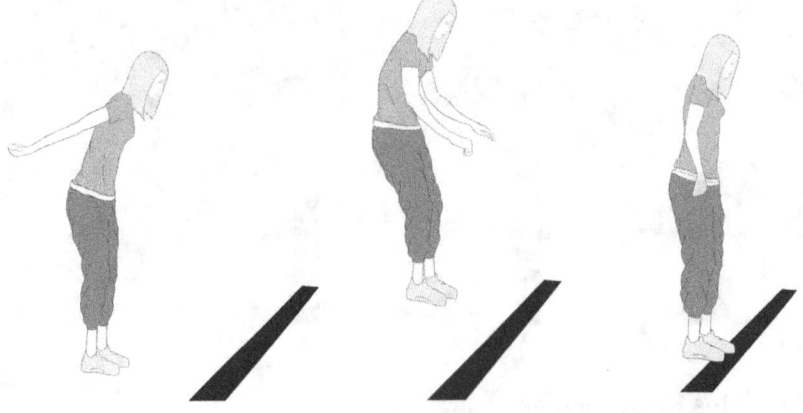

Busca hacer un arco hacia arriba y luego baja al área de recepción, aterrizando sobre las puntas de tus pies tan silenciosamente como puedas. Aterriza con ambos pies al mismo tiempo, tal como lo harías en el golpe de seguridad.

Mientras aumentas la confianza, comienza a saltar desde más atrás y con pequeñas diferencias de nivel, como hacia una acera.

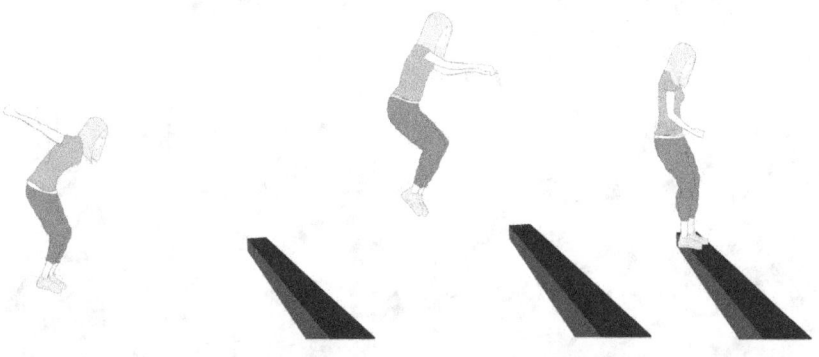

También puedes intentar de arriba a abajo, hacia o desde la barra, etc.

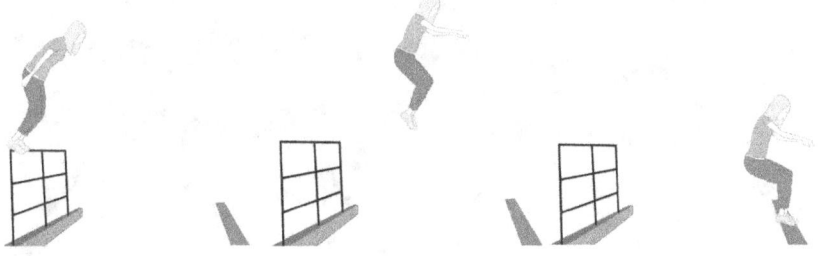

Nota: Cuando saltas a plataformas más pequeñas (como pasamanos) es muy importante que apuntes a aterrizar sobre la punta de los pies. De esta manera, si resbalas un poco, tendrás todo el pie para recuperarte. Si caes sobre tus talones y resbalas, probablemente te caerás.

Saltar espacios más grandes

Nota: Es buena idea aprender la caída de la grulla antes de intentar espacios más grandes en caso de que te quedes corto.

Practica primero saltando con precisión sobre espacios más grandes en el suelo para ver si puedes hacerlo. Esto también es útil para mejorar tu distancia.

Usa líneas de las calles o cualquier otro tipo de marcador, para que puedas despegar y aterrizar en puntos exactos.

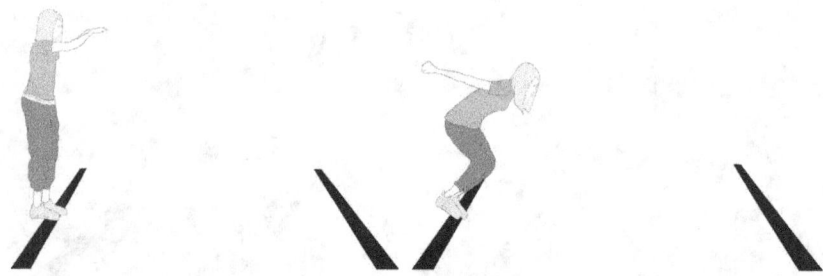

Cuando hagas saltos de precisión más largos, concéntrate más en extender tu cuerpo. Cuando estés en el aire, lleva las rodillas hacia adelante.

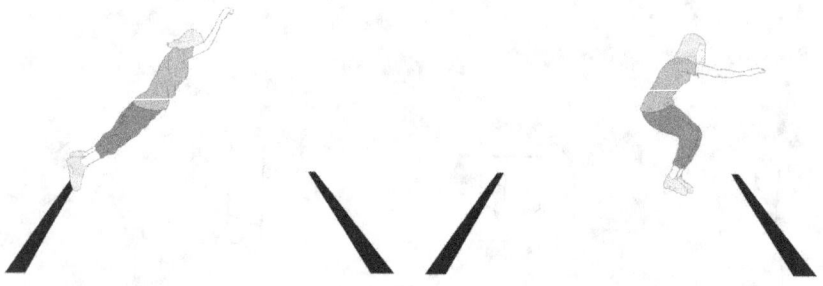

Empuja tus pies hacia el punto de recepción y aterriza tan suavemente como puedas.

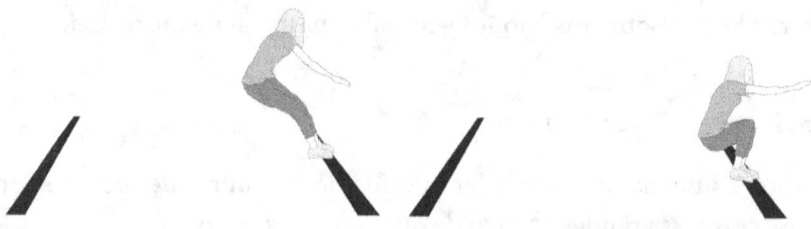

Saltos de precisión en carrerilla

Al saltar con precisión sobre espacios muy grandes, puedes utilizar el salto de precisión en carrerilla. El salto de precisión en carrerilla es exactamente lo que dice: un salto de precisión con una carrerilla de impulso, en vez de saltar desde una posición estacionaria.

El salto de precisión de carrerilla utiliza un despegue con un pie, pero aún caes sobre ambos pies, de la misma manera que en un salto de precisión de pie.

Como estás saltando con mucho más impulso, caer en firme se vuelve más difícil. Muchas personas descubren que saltan demasiado o tropiezan hacia adelante al aterrizar.

ATERRIZAJE DE GRÚA

El aterrizaje de grúa se utiliza cuando deseas aterrizar sobre obstáculos que están un poco demasiado lejos (ya sea en altura o en distancia) para saltar con precisión, pero que aún son lo suficientemente pequeños como para no sentir la necesidad de colgadura de gato o saltar.

Tu intención debe ser que uno de tus pies aterrice encima del obstáculo mientras que el otro te apoya en la parte delantera.

Prepárate para saltar como lo harías en un salto de precisión.

La decisión de hacer un salto de precisión puedes tomarla antes de saltar o en el aire.

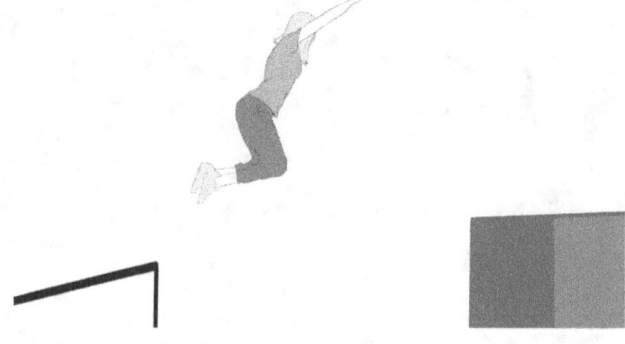

Coloca el pie con el que deseas aterrizar sobre del obstáculo que tienes delante.

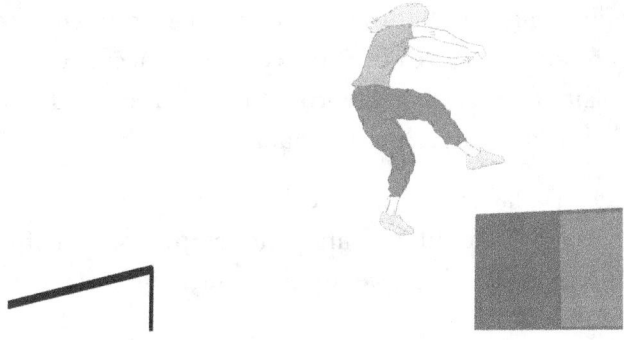

Tu pie delantero debe aterrizar en la parte superior, mientras que tu pie trasero debe empujar contra la parte delantera del obstáculo para evitar que te caigas hacia atrás.

Una vez que estés estable, coloca el pie trasero sobre el obstáculo.

DAR ZANCADAS

Las zancadas en al parkour es saltar de un pie a otro en sucesión. Es útil para correr a través de obstáculos elevados. Acércate a la zancada como un salto de precisión al correr. Corre y despega desde uno de tus pies. Estira las piernas hacia adelante y hacia atrás.

Cuando aterriza la pierna que va delante, vas a querer que tu centro de gravedad esté sobre tu pie para poder empujar hacia afuera y dar la siguiente zancada. Si estás demasiado adelante o atrás, esto arruinará tu impulso.

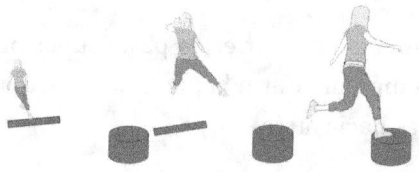

Te ayudará a sincronizar tus brazos y piernas, tal como lo harías si estuvieras caminando. Puedes utilizar este balanceo de brazos para generar más potencia. Mientras mayor sea la distancia entre los obstáculos, más debes balancear los brazos.

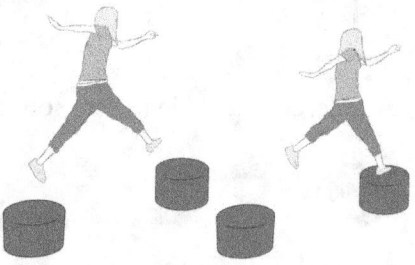

Capítulos Relacionados

- Salto de Precisión

PASOS DE ZANCADA DE SEGURIDAD

El paso de zancada de seguridad se usa para caminar sobre un espacio en una repisa (o algo similar) y luego moverte de manera segura un nivel hacia abajo, como hasta el suelo. En realidad, es una combinación de otras dos técnicas de parkour, zancadas y paso de seguridad (también conocido como paso hacia abajo).

Nota: Antes de intentar el paso de seguridad, debes saber cómo caminar y cómo hacer el salto de seguridad (el paso de seguridad está cubierto como parte del salto de seguridad).

Corre hasta el primer saliente y pásalo como de costumbre.

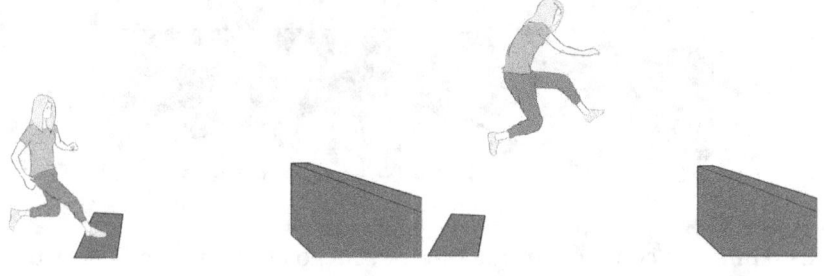

Aterriza en la segunda repisa con un pie primero. A la mayoría de las personas les resulta más fácil aterrizar con el pie opuesto al que despegaron, pero lo puedes hacer con cualquier pie.

Al aterrizar, inclínate un poco hacia el lado opuesto del pie en el que aterrizaste. Esto es para que tengas suficiente espacio para pasar la otra pierna.

Deja que tu pierna absorba la mayor parte del impacto y luego coloca la mano en la repisa, con los dedos apuntando hacia el costado.

La otra pierna debe pasar entre la mano y el pie para que pueda alejarse del borde.

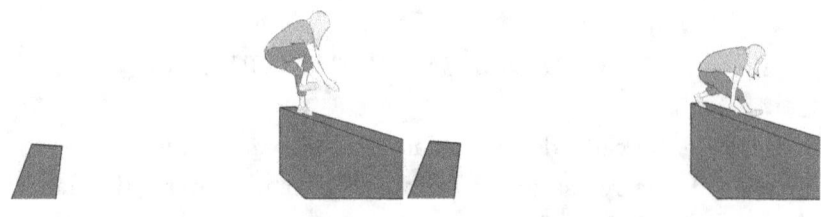

Aquí hay una vista desde el frente.

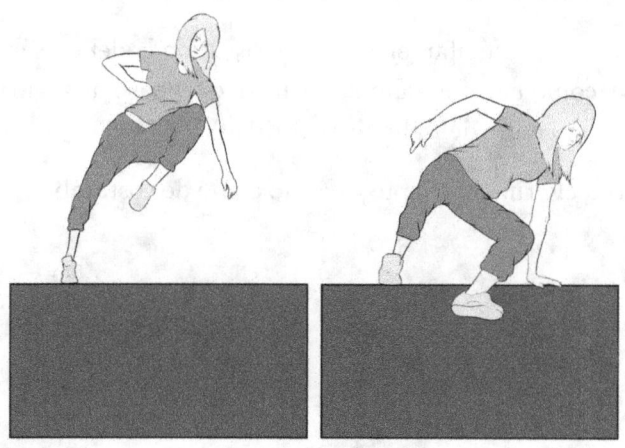

Esto muestra cómo dejar una pierna y luego aterrizar con la otra, que es como la mayoría de la gente prefiere hacerlo.

También puedes dejar una pierna y luego aterrizar con la misma. Experimenta para ver cuál prefieres.

También muestra a una persona que va de menor a mayor, pero puedes hacerlo entre superficies del mismo nivel, o de mayor a menor.

Capítulos Relacionados

- Salto de Seguridad

RODADA EN PICADA

La rodada en picada se utiliza para evitar lesiones cuando caes de cabeza.

En la mayoría de los casos esto es intencional en la manera de ir en picada sobre un obstáculo, pero también se puede usar en caídas accidentales en las que estás cerca del suelo y no tienes espacio para caer con los pies primero, como por ejemplo, si tu pie se engancha en el obstáculo mientras estás sobre vallas.

Nota: En el caso de que te caigas (o te arrojen) desde un lugar alto, aterrizar con los pies por delante y hacer una voltereta de seguridad, si es posible, es tu mejor opción.

Asegúrate de dominar la rodada de seguridad antes de intentar la rodada en picada.

Evita hacer la rodada en picada en terreno duro, incluso cuando te sientas competente.

La técnica para hacer la rodada en picada es muy similar a la de la rodada hacia adelante, pero hay mucho más impacto e impulso. Además, te diriges hacia tu cabeza en lugar de caer primero con los pies.

Comienza practicando el giro hacia adelante desde estar parado en tus manos. No tienes que ser excelente parándote de manos, solo tienes que ponerte en el ángulo correcto por un momento para poder entrar en la rodada.

Bájate con los brazos, luego inclínate ligeramente hacia adelante para meter la cabeza a medida que avanzas en la rodada.

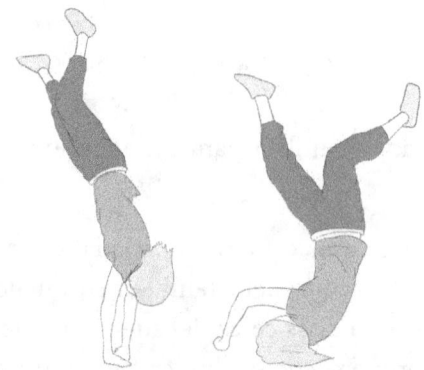

Mantén tu cuerpo fuerte (brazos, núcleo, piernas y cuello) mientras permites que tu cuerpo "colapse" en la rodada.

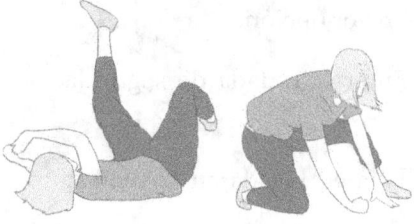

Cuando te sientas cómodo, puedes comenzar a saltar a la rodada en picada desde una posición de pie. Patea la pierna hacia atrás mientras saltas para ayudar a que tus caderas se muevan. Cuando tocas el suelo, absorbe parte del impacto con tus brazos manteniéndolos fuertes mientras permites que colapsen. Usa tus brazos para asegurarte de pasar por encima de tu cabeza.

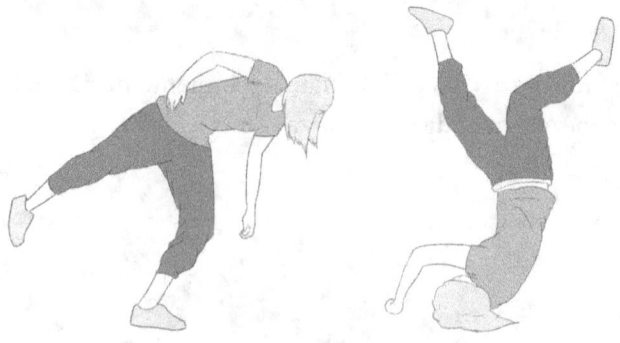

Usa el impulso para fluir el contacto con tu espalda y entrar en la rodada.

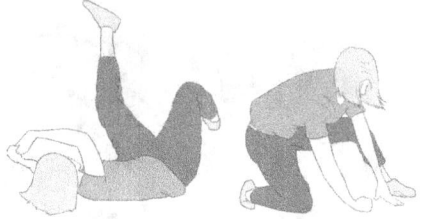

Luego inténtalo con una carrera corta y luego intenta iniciarla con tus pies. Progresa lentamente hasta que estés haciendo una rodada completa.

Salta en picada y estírate como un gato.

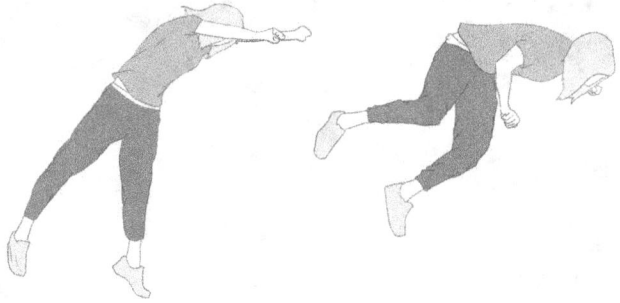

Absorbe el impacto con tus brazos.

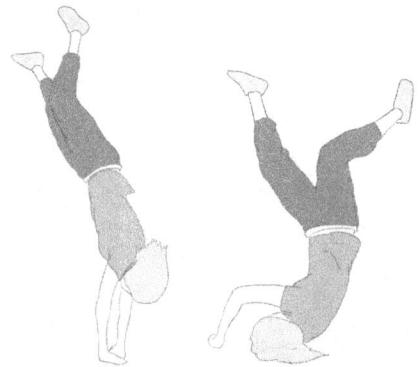

Mete la cabeza a medida que avanzas en la rodada.

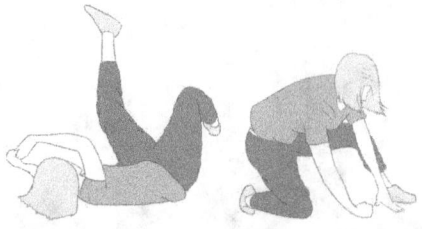

Entrena en este nivel hasta que el movimiento sea instintivo, luego avanza saltando más alto y sobre cosas.

Al saltar sobre cosas, asegúrate de que tus caderas superen el obstáculo y tus piernas o pies sigan el mismo camino.

RUTINAS DE PARKOUR

Una rutina de parkour es cuando pones en práctica tus habilidades de parkour. Básicamente, la idea es ir de un punto a otro de la manera más eficiente. Solo necesitas algunas técnicas básicas y puedes comenzar.

Para empezar, puede que solo desees hacer un recorrido corto con dos o tres técnicas en un flujo. Primero puedes encontrar un sitio para saber exactamente lo que quieres hacer.

Prueba diferentes cosas para ver qué funciona mejor (más rápido y más eficientemente) para ti. Practica cada técnica individualmente y luego combínalas. Gradualmente, hazlo cada vez más y más rápido. Eventualmente, querrás poder ir del punto A al punto B a gran distancia sin tener que verificarlo primero.

Las buenas rutinas son aquellas en las que la logras una transición suave entre las técnicas. Cuando te sientas con confianza, tu objetivo debe ser moverte lo más rápido y silenciosamente posible, adaptándote a tu entorno a medida que avanzas.

JUEGOS DE PARKOUR

Los juegos de parkour son una buena forma de variar tu entrenamiento. Son excelentes tanto para niños como para adultos, y la mayoría de ellos son solo adaptaciones de juegos que probablemente ya conozcas. Aquí hay un par de ejemplos.

Caballo

Una persona hace una técnica o una carrera corta y los demás tienen que replicarla. Al que no pueda replicarlo, se le califica una letra "C".

Cuando haya agotado todas sus letras (CABALLO), está fuera del juego. Túrnense siendo la persona que realiza la técnica que los demás tienen que replicar.

Por supuesto, la palabra que usas para deletrear puede ser cualquiera, como PARKOUR.

Atrapadas cuadrúpedas

Practica un juego de atrapar en el que solo puedes usar diferentes tipos de movimiento cuadrúpedo (kongs terrestres, sapiens laterales, caminar como un gato, etc.).

Este concepto se puede aplicar fácilmente a muchos otros juegos, como capturar la bandera. También puedes jugar a "atrapados" normal, pero usa tus habilidades de parkour.

Pozo de lava

Un favorito de la infancia es en el que finges que el suelo es lava fundida. Muévete, pero asegurándote de no caer. Esto se combina fácilmente con Atrapados.

SALTOS

Técnicamente un salto es cualquier tipo de movimiento que implique la superación de un obstáculo, pero en este apartado solo se refiere a aquellos movimientos en los que tomas contacto con el obstáculo que estás superando.

SALTO DE SEGURIDAD

El salto de seguridad se utiliza para pasar un obstáculo relativamente bajo y corto frente a ti, como un muro a la altura de la cintura.

El salto de seguridad es el primer salto que se aprende en el entrenamiento Survival Fitness Plan Parkour Training. Esto se debe a que es el más fácil de aprender y el más seguro de realizar.

También es una técnica necesaria para que puedas progresar al salto de velocidad similar pero más rápida, el salto de seguridad en reversa y las técnicas de paso a paso seguro.

Una forma fácil de aprender el salto de seguridad es numerando las manos y los pies. Esto te ayudará a recordar el orden de colocación.

1. Mano izquierda.
2. Pierna derecha.
3. Pierna izquierda.
4. Mano derecha.

Ve despacio al empezar. Forma un patrón en tu cabeza y eventualmente en tu memoria muscular. Acércate al obstáculo y coloca tu mano izquierda (n.º 1) sobre él. Luego, coloca tu pierna derecha (n.º 2). Estírala lo suficiente para permitir que tu pierna izquierda (n.º 3) pase entre tu mano izquierda y tu pierna derecha.

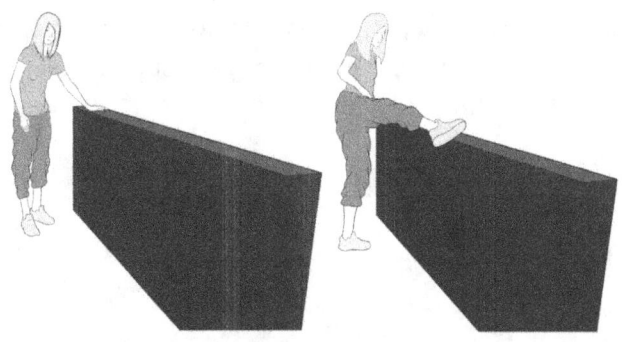

Da un paso recto con la pierna izquierda. Mantén tu brazo derecho (n.º 4) hacia arriba para que puedas pasar la pierna más fácilmente.

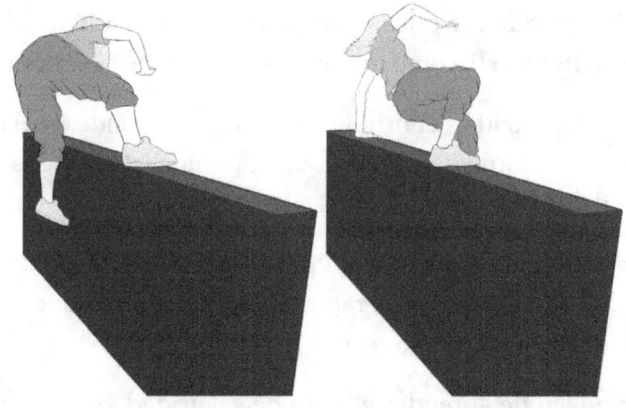

Aquí lo tienes visto desde el frente.

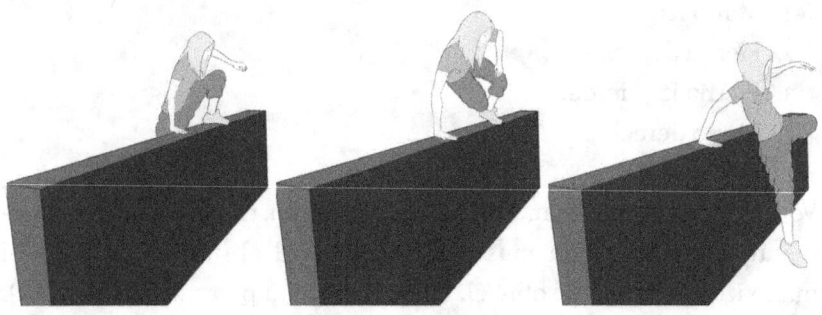

Practica en ambos lados de tu cuerpo.

Cuando agregas velocidad, tu pierna n.º 1 no tiene que alejarse tanto. Se convierte en un simple toque en la parte superior del obstáculo para que pueda medir dónde está.

Mientras corres hacia el obstáculo, asegúrate de no detenerte en preparación para el salto. Dirígete directamente sobre él y sube sobre el objeto en un arco.

Aterriza con tu pecho por encima o delante de tu pie, y usa tu n.º 1 y tu n.º 2 para empujar el objeto hacia atrás para que obtengas más impulso. Al mismo tiempo, alcanza el suelo con la pierna n.º 3.

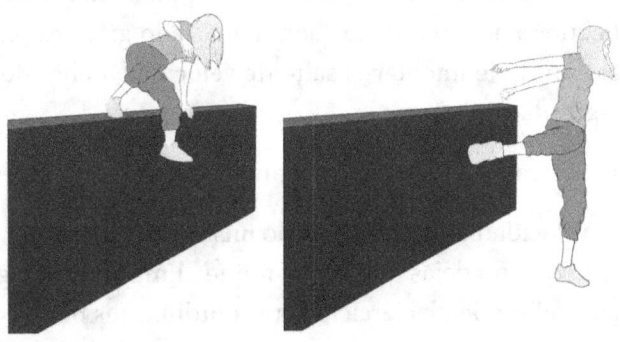

Capítulos Relacionados

- Salto de Velocidad
- Salto de Seguridad en Reversa

SALTO DE VELOCIDAD

El salto de velocidad se utiliza para pasar rápidamente obstáculos de tamaño pequeño a mediano que son demasiado grandes para poder superarlos. Antes de intentar el salto de velocidad, debes dominar el salto de seguridad.

Nota: Si te acercas a un obstáculo en ángulo, usa el salto perezoso.

El salto de velocidad es básicamente lo mismo que un salto de seguridad, excepto que no dejas que tu pie toque el muro. Para lograr esto, puedes hacer el siguiente ejercicio para coordinar tus piernas.

Si deseas colocar tu mano izquierda sobre el obstáculo, levanta tu pierna derecha directo hacia la derecha. Síguela rápidamente con la izquierda. Golpea tu pie derecho con el izquierdo en el aire.

Asegúrate de levantar la derecha y luego la izquierda, en lugar de saltar con ambas piernas al mismo tiempo. Tu pie izquierdo debe caer primero en el suelo.

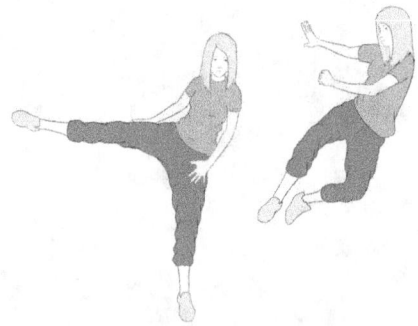

Este movimiento de patear la pierna es lo que usas para pasar el obstáculo, excepto sin golpear los pies.

Acércate al objeto con cierta velocidad para poder pasarlo. Al igual que con la mayoría de los saltos, querrás hacer un arco sobre el obstáculo. Corre y levanta las piernas.

Cuando estés en el aire, coloca tu mano sobre el obstáculo (dedos hacia adelante) y empuja hacia arriba y hacia atrás para ayudarte a pasar el pecho y las piernas.

Mantén tu pecho apuntando hacia adelante y no te agarres al muro por mucho tiempo; de lo contrario, enfocarás tu impulso en una dirección diferente (en contraposición a la recta).

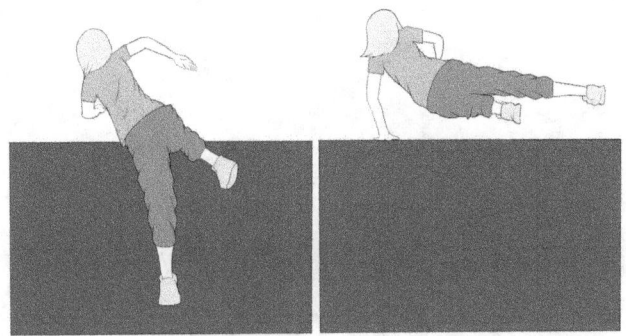

Cambia las piernas mientras estás en el aire y aterriza primero con el pie interior, es decir, el pie del mismo lado de la mano que tienes en el muro. Tu pecho debe estar mirando hacia adelante y frente a tu pierna delantera mientras aterrizas. Asegúrate de empujar el obstáculo hacia atrás de ti antes de aterrizar.

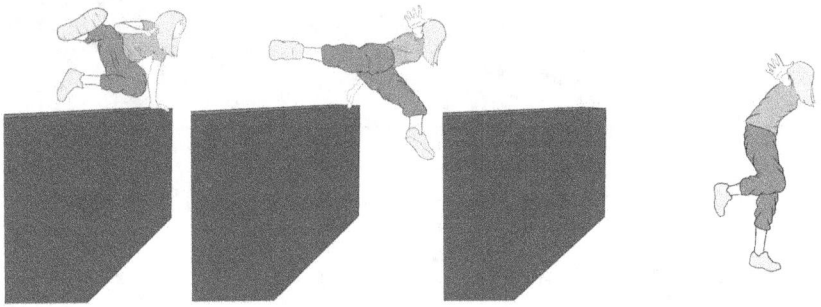

Nota: Si deseas salir en una dirección que no sea la recta, intenta apuntar tu pecho en la dirección a la que quieres ir y usa tu mano en el muro como punto de pivote.

Capítulos Relacionados

- Salto de Seguridad

SALTO DE VUELTA

El salto de vuelta se puede utilizar para pasar por encima de una barandilla, un muro, una valla, una repisa, etc. de forma rápida y segura. Además de pasar como de costumbre, otro uso común del salto de giro es la colgadura de gato (o simplemente colgar) sobre el otro lado de un obstáculo antes de caer.

Es una buena idea aprender el salto de seguridad antes de intentar el salto de vuelta. Esto te dará una comprensión básica de la mecánica corporal necesaria para superar un obstáculo y te ayudará a desarrollar tu confianza.

Cuando aprendes por primera vez el salto de vuelta, hazlo sobre una barandilla o barra en lugar de un muro. Si estás preocupado por alcanzar la altura, primero puedes intentarlo al final de la barra para que tus piernas puedan rodear el extremo si es necesario.

Empieza con una barra a la altura de la cintura. Coloca tus manos en la barra a una distancia cómoda (el ancho de los hombros suele ser bueno), con una mano hacia arriba y la otra hacia abajo. Tus piernas irán en la dirección de la mano hacia abajo, que es la mano que sacarás de la barra. Agáchate hacia atrás para que tus brazos estén casi rectos, y luego empuja hacia arriba con las piernas mientras tiras con los brazos para arquearte hacia arriba y sobre la barra. Tus piernas deben girar hacia un lado.

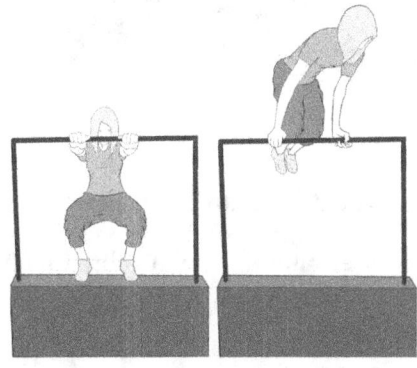

Tu pecho debe pasar primero por encima de la barra. Mientras tus piernas pasan por encima de la barra, suelta la mano para que puedas completar el giro de 180°. Cuando estés en el otro lado, coloca la mano en la barra en posición vertical, aproximadamente a la misma distancia que estabas originalmente. Mientras haces esto, también querrás mirar dónde colocar tus pies.

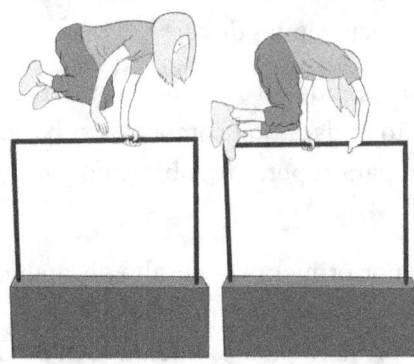

Mientras vas cayendo, inclínate un poco hacia atrás y coloca los pies sobre el objetivo. Inclinarse hacia atrás permite que la energía pase a través de tus pies, lo que te dará un buen agarre.

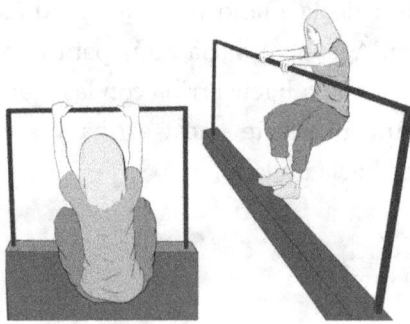

No te preocupes si no puedes colocar la mano y el pie en el lugar correcto del otro lado de inmediato. Sigue practicando.

Cuando puedas hacer el salto de vuelta sobre una barra o barandilla sin problemas, puedes avanzar a usar un muro o repisa. Tendrás que ajustar la posición de tu mano ya que no puedes agarrarte debajo de un muro. Algo cercano a los 90º hacia el lado es bueno. Acércate de la manera habitual, pero usa menos velocidad, para que puedas sostenerte en el otro lado.

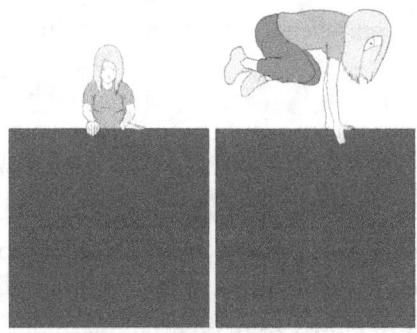

Cuando estés estable, puedes dejarte caer en una colgadura de gato o hacer lo que quieras.

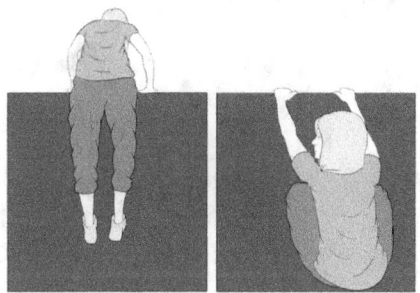

Cuando te sientas seguro o hayas desarrollado suficiente fuerza, puedes usar más velocidad e ir directamente a una colgadura de gato (cat-hang).

Capítulos Relacionados

- Salto de Seguridad

SALTO DE SEGURIDAD EN REVERSA

El salto de seguridad en reversa (también conocido como salto de escalón en reversa) es una buena técnica de progresión para trabajar hasta lograr el salto en reversa, pero también tiene muchos usos prácticos en sí mismo.

Si estás apoyado contra un obstáculo, puedes usar el salto de seguridad en reversa para pasar por encima sin tener que girar para enfrentarlo. Luego, puedes aterrizar para enfrentar a tu agresor o aterrizar de espaldas para poder correr. También puedes usarlo para retroceder en numerosos tipos de saltos orientados hacia adelante si ves peligro en el otro lado. Párate de espaldas al obstáculo y coloca la mano derecha sobre él, con los dedos hacia adelante. Súbete a él, haciendo contacto con tu pie izquierdo.

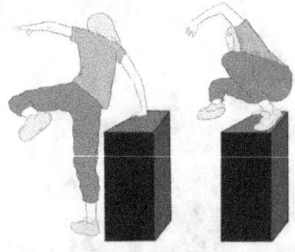

Empújate con el pie izquierdo para girar hacia la izquierda y aterrizar del otro lado, de espaldas al obstáculo. Aterriza primero con el pie derecho.

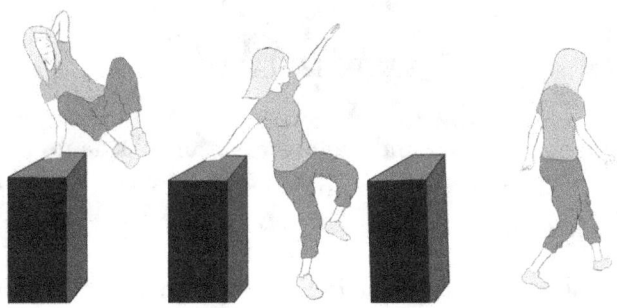

Con el tiempo, querrás hacer esto sin problemas, sin tener que mirar tu pie cuando te acerques al obstáculo.

Practícalo para que también permanezcas mirando de la misma manera. En vez de empujar hacia afuera con el pie izquierdo para girar, simplemente coloca el pie derecho en el suelo.

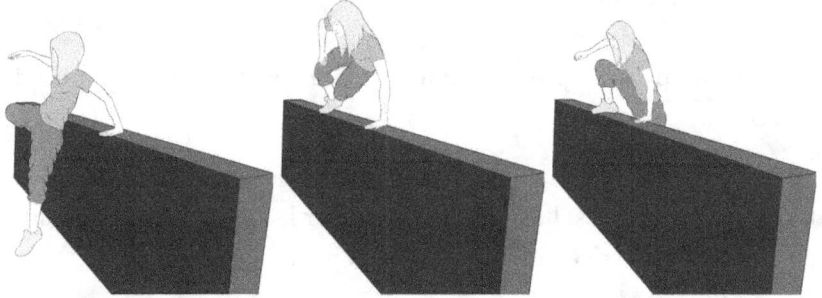

Capítulos Relacionados

- Salto en Reversa

SALTO LIVIANO

El salto liviano es útil cuando te acercas a un obstáculo de tamaño pequeño a mediano en un ángulo que no sea recto, y sin importar la velocidad a la que te acerques.

Se puede utilizar al entrar y salir en un ángulo similar, y también se puede adaptar para salir en un ángulo diferente.

Suponiendo que te acercas al obstáculo por la izquierda, tus extremidades deben pasar por encima del muro en este orden:

1. Mano izquierda.
2. Pierna izquierda.
3. Pierna derecha.
4. Mano derecha.

Este primer paso de progresión te ayudará a conocer la mecánica de la técnica.

Acércate al muro de manera diagonal y coloca tu mano izquierda (n.º 1) sobre él mientras saltas. Tu pierna izquierda (n.º 2) debe atravesarlo, de modo que aterrices en el muro con el pie derecho (n.º 3).

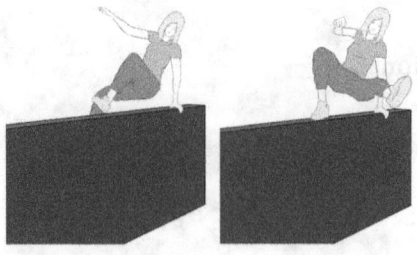

Déjate caer al suelo, aterrizando sobre tu pie izquierdo primero (n.º 2) y luego continúa corriendo.

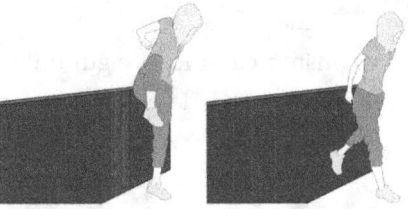

Aquí está acercándote por el lado opuesto. Tu mano derecha es el n.º 1.

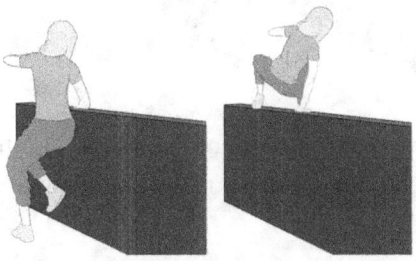

Cuando estés listo, puedes aprender el verdadero salto perezoso, lo que significa que no colocarás tu pie n.º 3 en el muro.

Patea las piernas hacia arriba sobre el muro y levanta las caderas.

Mientras pasas por arriba, tu mano n.º 4 debe reemplazar tu mano n.º 2 en el obstáculo.

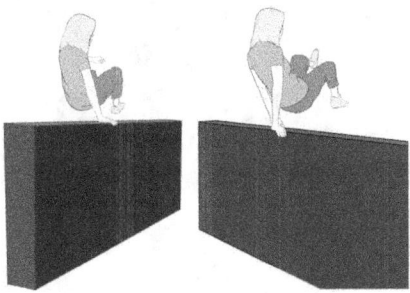

Usa tu mano n.º 4 para ayudar a empujar tus caderas alejándolas del obstáculo para que puedas continuar corriendo.

Un salto perezoso "adecuado" es aquel en que te acercas en un ángulo y sales por el mismo camino. Asegúrate de que tus extremidades pasen en el orden correcto y de que caigas en el n.° 2.

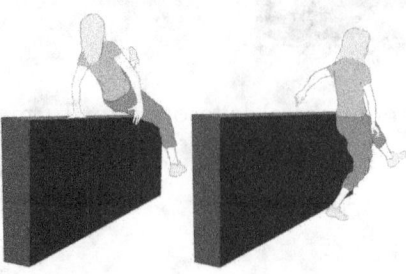

Si deseas salir en un ángulo diferente, simplemente gira las caderas en la dirección en la que deseas ir mientras todavía estás en el aire.

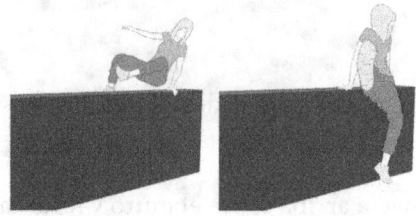

Si estás saliendo en un ángulo diferente al que deseas, esto puede ser porque te estás olvidando de bajar tu mano n.° 4.

SALTO KONG

El salto kong (también conocido como salto de gato, Gato, etc.) es útil para saltar obstáculos más largos o más altos. Es un poco más difícil que los saltos anteriores explicados en este libro, pero vale la pena practicarlo porque es extremadamente útil.

Empieza con algo lo suficientemente ancho como para aterrizar, pero no demasiado alto, como una mesa de picnic, y lo suficientemente pequeño como para saltar (eventualmente).

Este primer ejercicio de progresión es útil para superar el miedo a golpear los dedos de los pies con el obstáculo.

Párate en un extremo del obstáculo y coloca las palmas de las manos sobre él un poco más separadas que el ancho de los hombros, con los dedos hacia adelante.

Usa tus brazos para apoyarte mientras saltas sobre el obstáculo, aterrizando con los pies entre las manos. Aleja las manos según sea necesario.

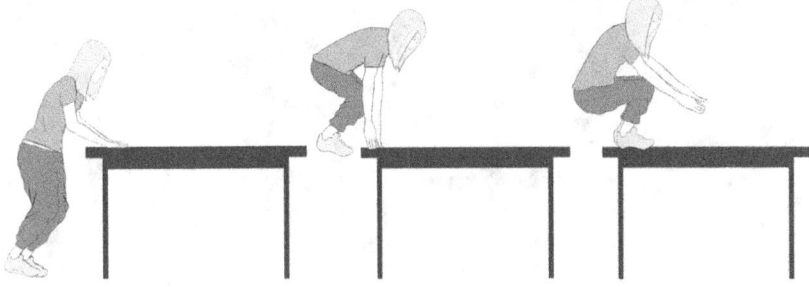

Repite este ejercicio hasta que te sientas cómodo con la mecánica.

Cuando estés listo, intenta aterrizar más y más hacia adelante con los pies empujando el obstáculo hacia debajo de ti. Mientras más empujes, más lejos podrás llegar.

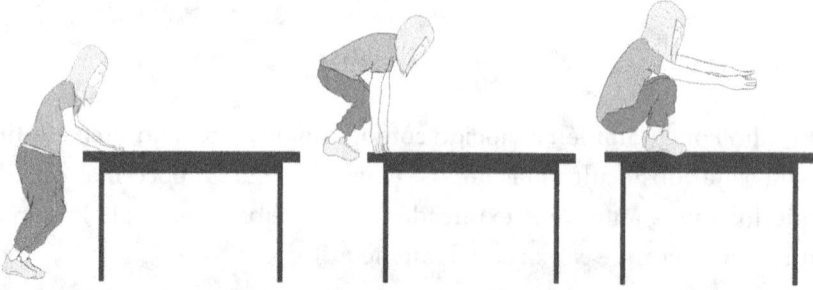

Luego, intenta comenzar con cierta distancia entre tú y el obstáculo. Haz una aceleración de uno o dos pasos, luego haz lo mismo que antes.

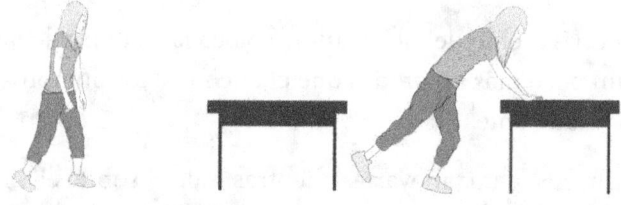

Permite que el impulso te ayude a superar el obstáculo.

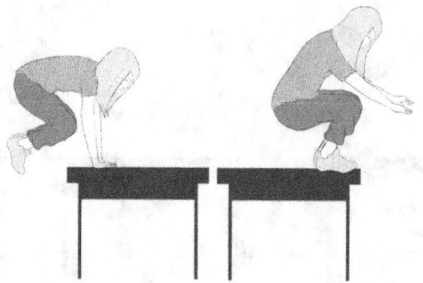

Para llegar aún más lejos, puedes correr con un poco más de impulso, usando uno de los dos despegues según el tipo de obstáculo.

Primero, intenta el despegue de dos pies, que la mayoría de la gente encuentra más fácil. Redirigirá el impulso, lo que lo hace mejor para obstáculos altos.

Empieza más lejos del obstáculo que antes. Corre y salta sobre un pie.

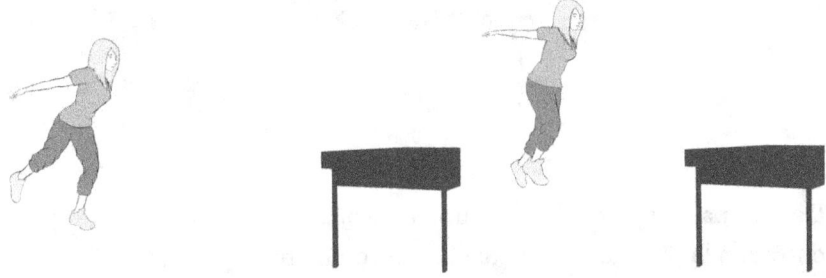

Cae con ambos pies, luego usa el impulso para lanzarte en picada hacia el obstáculo antes de completar el salto como de costumbre.

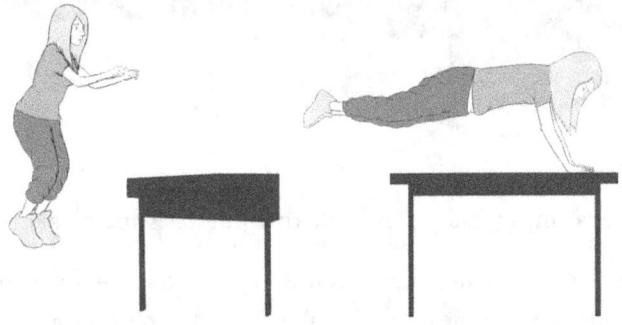

Necesitarás práctica para saber cuál es una buena distancia para caer desde el obstáculo.

A continuación, prueba el despegue de pies individuales. Este despegue tiene más impulso que el despegue de dos pies, lo que lo hace mejor para obstáculos más largos.

Empieza aproximadamente a la misma distancia que el despegue del golpe de dos pies. Corre y salta sobre un pie, luego aterriza sobre el opuesto.

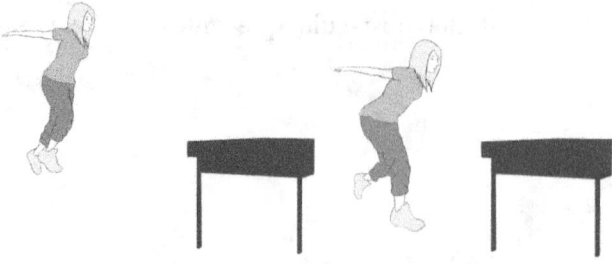

Da otro paso rápido y luego empuja hacia arriba con ambos pies para entrar en la picada. Completa el salto como antes.

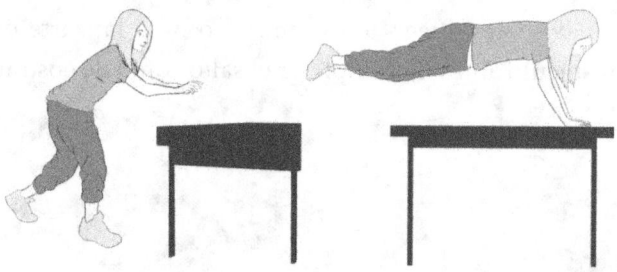

Intenta llegar más y más lejos hasta que puedas superar el obstáculo.

Para obtener más distancia, aumenta tu velocidad de aproximación y usa el despegue con pies individuales. Saca los pies para levantar tus caderas, lo que te ayudará a estirar la picada.

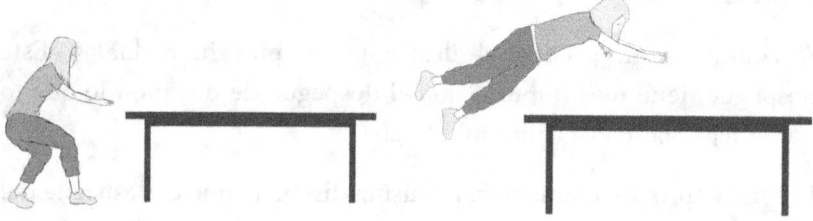

Localiza el lugar donde quieres que caigan tus manos y luego empuja hacia arriba y hacia adelante mientras tus brazos hacen contacto.

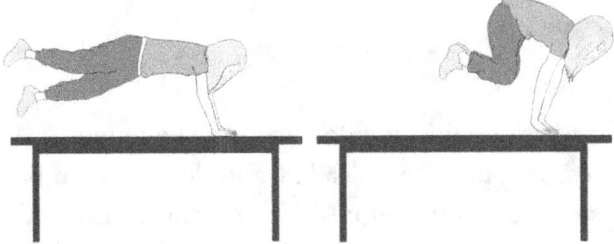

Aterriza en dos pies para empezar, y luego avanza hasta aterrizar en un movimiento uno-dos para que puedas seguir corriendo.

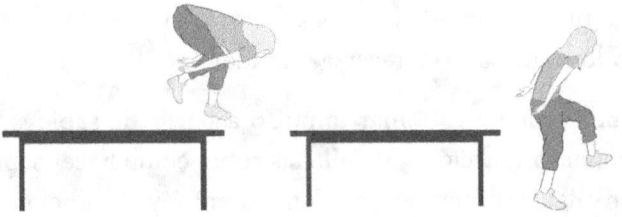

Cuando te sientas cómodo, prueba el salto kong en obstáculos más altos o más largos usando el despegue apropiado: el golpe de dos pies para los más altos y el pie individual para los más largos.

SALTO EN REVERSA

El salto en reversa es útil cuando tienes mucho impulso, pero no hay suficiente espacio para una picada (salto de piscina) o balancear la pierna. Esto puede ser porque hay dos obstáculos muy juntos o alguien te ha empujado de espaldas hacia un obstáculo.

Hay dos buenas maneras de aprender el salto en reversa.

La primera es ser cada vez más rápido en el salto de seguridad en reversa. Cuanto más lo hagas, menos tendrás que poner el peso en tu pie, hasta que finalmente puedas superar el obstáculo y aterrizar en el otro lado en un salto en reversa estándar.

La segunda manera es tomar impulso a partir de sapiens laterales. Para obtener instrucciones detalladas sobre cómo hacer sapiens laterales, consulta la sección sobre calentamientos y acondicionamiento.

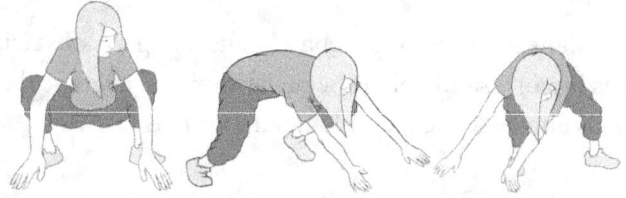

Cuando te sientas cómodo con los sapiens laterales, prueba la siguiente variación de torsión. Mira hacia adelante y luego coloca las manos como si estuvieras haciendo sapiens laterales, pero en un ángulo de 90º.

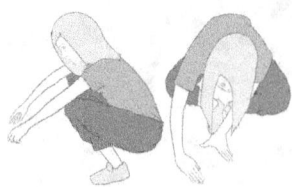

Usa tus brazos para soportar tu peso mientras giras en círculo, hasta que vuelvas a mirar hacia adelante.

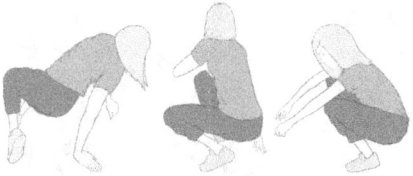

Esta variación del movimiento de torsión de los sapiens laterales también se puede adaptar para salvarte si estás sentado sobre algo y caes (o te empujan) hacia atrás. La siguiente progresión es hacer sapiens laterales sobre un obstáculo.

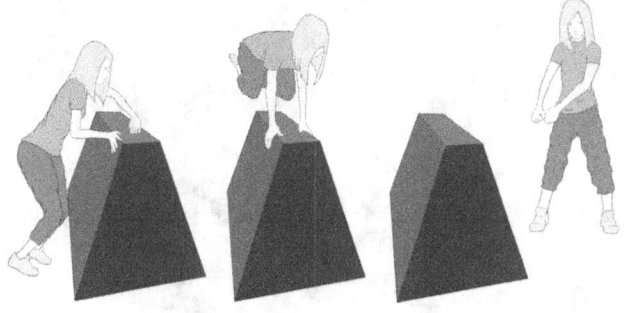

Cuando estés listo, agrega un giro completo a medida que bajas de este movimiento.

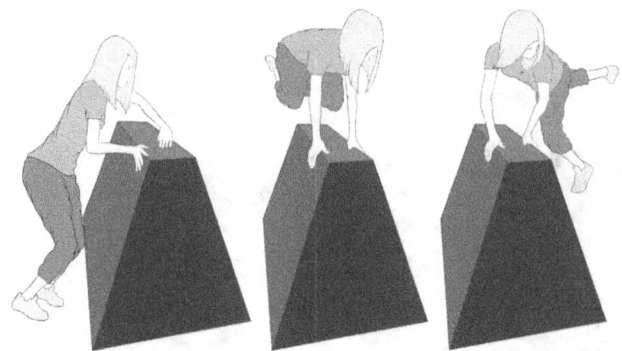

Primero aterriza con el pie más cercano al obstáculo y sigue girando hasta que estés de espaldas a él.

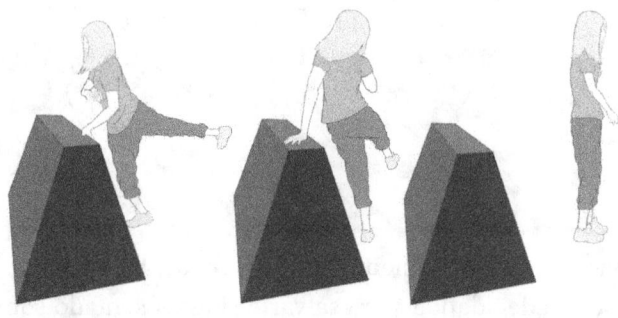

Finalmente, comienza el giro desde el principio.

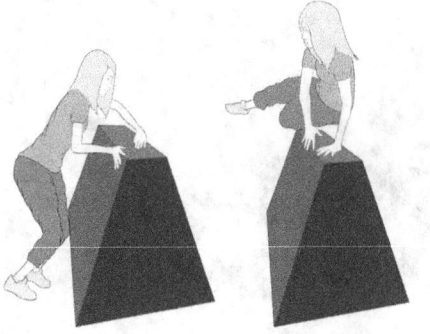

Termina aterrizando de la misma forma que antes.

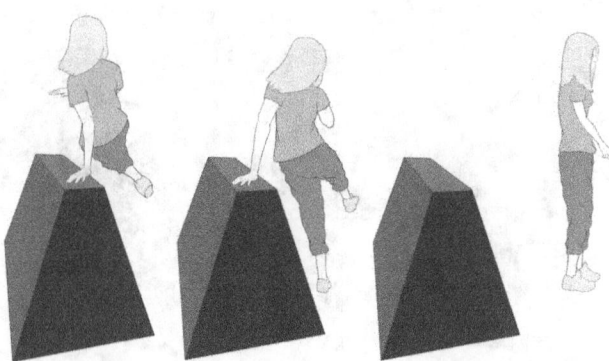

Practica este salto inmediatamente después de otros saltos cuando los obstáculos estén muy juntos o mientras te empujen hacia uno.

Un oponente te agarra y comienza a lanzarte contra un obstáculo.

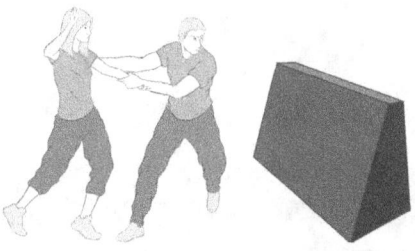

Cuando estés a un paso del obstáculo, comienza a darle tu espalda.

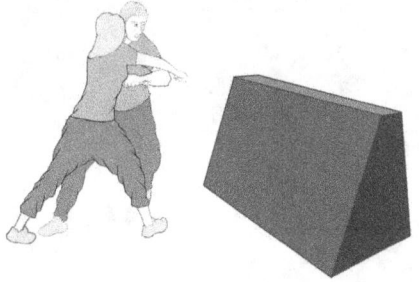

Primero, coloca la mano sobre el obstáculo para ayudar a medir la distancia y el impulso directo al saltar sobre él.

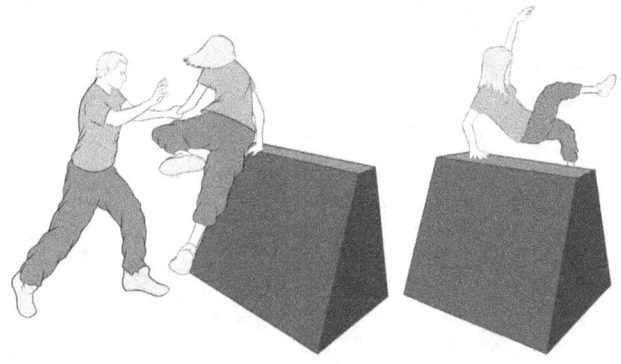

TÉCNICAS DE MURO

Esta sección cubre todas las técnicas que están predominantemente asociadas con los muros. En su mayoría tienen que ver con superar obstáculos que son demasiado grandes para saltar.

SALTO DE GATO A COLGADURA DE GATO

El salto de gato (también conocido como salto de brazo, etc.) a colgadura de gato es una técnica comúnmente utilizada en la que saltas hacia un obstáculo vertical (salto de gato) y te cuelgas de él (colgadura de gato). El salto de gato estándar proviene de un salto de precisión o de carrerilla, pero también se utilizan a menudo otras técnicas, como un salto de kong o un laché.

Una vez en la colgadura de gato, puedes optar por bajar, trepar, gato a gato, etc. La colgadura de gato también es muy útil por sí misma, ya que puede usarse para bajar al suelo. Puedes hacer un salto de giro para colgar y luego bajar. Cuando aprendas por primera vez el salto del gato para colgarte, comienza desde una posición estacionaria bastante cerca del obstáculo.

Mientras saltas hacia el obstáculo, inclínate un poco hacia atrás y coloca los pies y las manos frente a ti. Haz un arco hacia tu recepción y conéctate con el obstáculo con los pies primero para que tus pies puedan absorber el impacto.

Deja un poco de espacio entre tus pies al aterrizar, de modo que si retrocedes tengas más control.

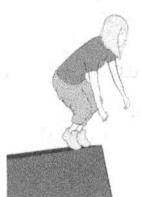 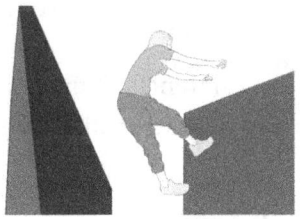

Si se trata de un obstáculo bajo, evita aterrizar demasiado alto, de lo contrario te resultará más difícil agarrarte por la parte superior.

Nota: Es muy importante conectarte con el obstáculo con los pies primero. Si no lo haces, probablemente te estrellarás contra él.

Una vez que te hayas agarrado a la parte superior del obstáculo, puede estirar los brazos de modo que estés "agachado" contra el muro. Esta es colgadura de gato. Desde aquí, puedes bajar o subir.

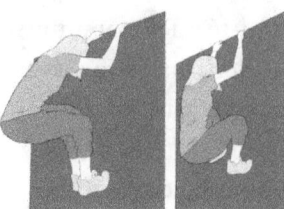

Si estás bajando, patea para alejarte del obstáculo un poco y gira para alejarte de él al bajar. Aterriza con un golpe o rodadura de seguridad.

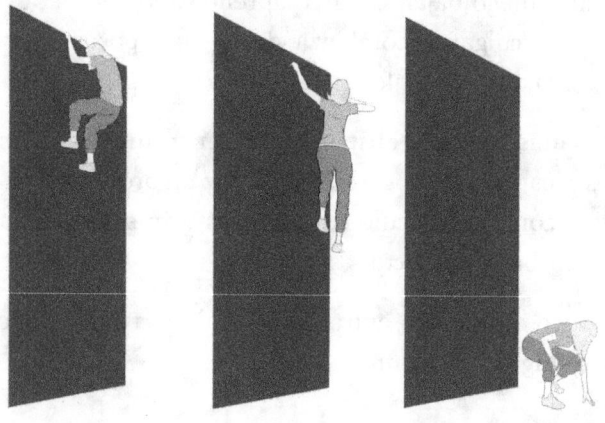

Practica con diferentes alturas, distancias, etc., para que te acostumbres a ajustar tu salto en diferentes circunstancias.

Capítulos Relacionados

- Salto de Precisión
- Gato a Gato

GATO A GATO

El gato a gato es cuando saltas de una colgadura de gato a otra en un obstáculo opuesto.

Antes de aprender el gato a gato, debes saber cómo se hace la colgadura de gato.

Encuentra dos obstáculos que se enfrenten directamente entre sí. Esto facilita el aprendizaje para empezar.

Haz una colgadura de gato en el primer obstáculo.

Gira tu cabeza para ubicar el lugar donde vas a aterrizar y empújate con una de tus piernas mientras lo sueltas con las manos.

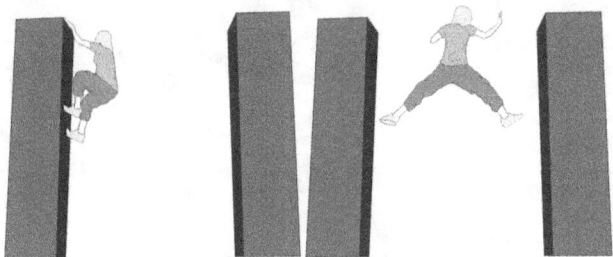

Gira inmediatamente para enfrentar el segundo obstáculo y extiende la otra pierna (la opuesta a la que empujaste) para que esté lista para absorber el impacto antes de agarrarlo con las manos para aterrizar en una colgadura de gato.

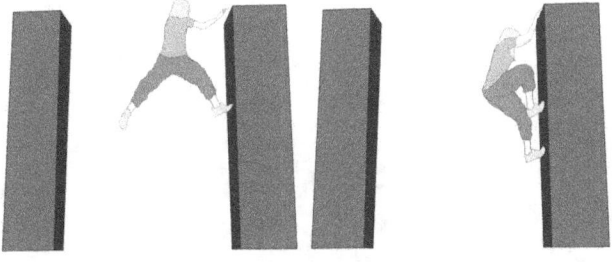

Cuando te sientas seguro, practica con diferentes ángulos, alturas, gato a precisión, gato a grulla, gato a laché, etc.

En todos los casos, lo principal es estar atento a cómo tus pies y manos golpean el muro.

Cuando vas de abajo a arriba, debes ejercer mucha presión contra el muro, para que tus pies no se resbalen mientras empujas tu cuerpo hacia arriba.

Cuando vas de arriba a abajo, asegúrate de que todavía tienes los pies delante de ti y de que estás bajando hacia el punto de aterrizaje con el pecho hacia atrás. Esto evitará que te golpees la cara.

TIC-TAC

Un tic-tac es cuando empujas tu pie hacia afuera de un obstáculo en un ángulo. Es una técnica bastante simple que puede usarse para ayudarte a despejar espacios, saltar obstáculos, ganar altura o redirigir rápidamente tu impulso.

Una carrera de muro horizontal es una progresión del tic-tac en el que das varios pasos a lo largo del muro, en lugar de solo uno.

Para empezar, acostúmbrate a cómo se siente el obstáculo debajo de tu pie. Camina hacia el obstáculo, coloca tu pie sobre él y luego empújalo hacia arriba levemente para regresar al suelo. Aterriza con el pie opuesto al que empujaste primero y luego continúa alejándote.

Puedes enfocar tu tic-tac en alejarte del obstáculo o empujar a lo largo de él, así que experimenta con ambos apuntando tu pecho y hombros en dirección a tu destino.

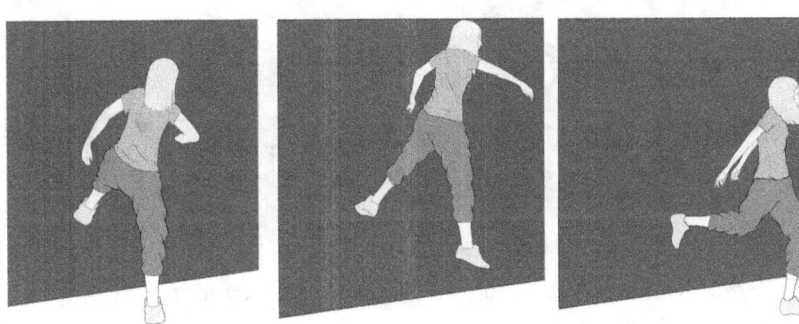

A continuación, comienza a agregar algo de impulso e intenta aumentar la distancia o la altura.

Mientras más impulso tengas, más fuertemente podrás empujar el muro y más alto o más lejos podrás llegar. Además, mientras más alto coloques el pie sobre el obstáculo, más elevación y distancia alcanzarás.

Cuando sientas confianza, puedes comenzar a hacerlo sobre objetos.

Concéntrate en la ubicación de tu pie para que puedas sacar suficiente palanca del muro para pasar el objeto.

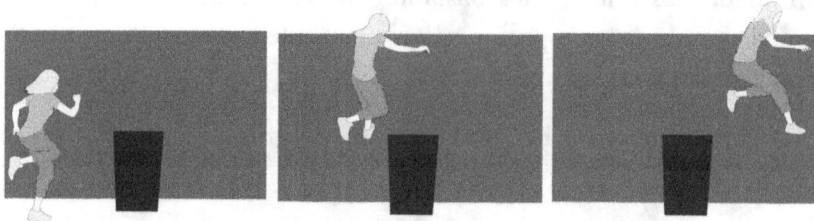

Luego inténtalo con varios pasos. Aquí es donde el tic-tac se convierte en una corrida de muro horizontal.

Acércate en un ángulo más pequeño entre tú y el muro. Primero inténtalo con dos pasos, luego con tres o más.

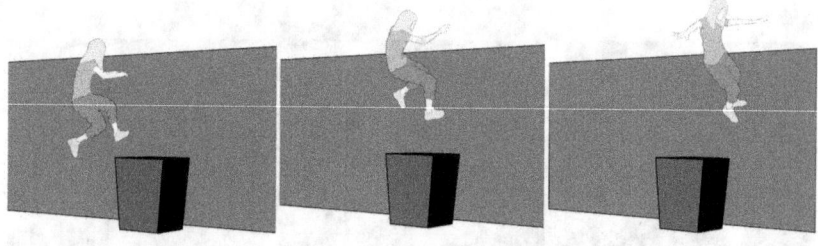

El tic-tac también se puede utilizar para ayudarte a superar obstáculos más altos.

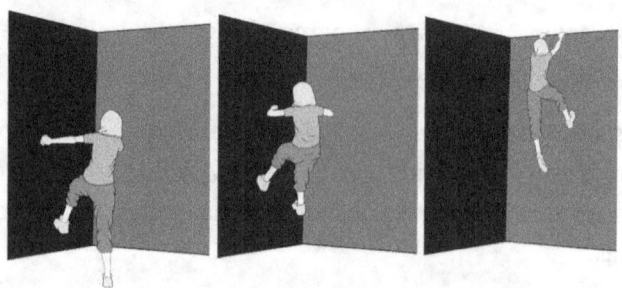

ESCALADA DE MURO

La escalada de muro se utiliza para levantarse de una colgadura y subir un muro de manera rápida y eficiente.

Cuando estés aprendiendo esto por primera vez, será útil aprovechar el impulso de un salto de gato o una carrerilla de muro para ayudarte a subir el muro. Eventualmente, querrás poder hacerlo desde una colgadura estática.

Empieza con un muro al que puedas colgarte fácilmente de un salto de gato a otro, de modo que puedas aprovechar al máximo tu impulso.

Tan pronto como tengas agarrado el obstáculo, usa tus pies para empujar las caderas hacia atrás mientras tiras hacia arriba y hacia adentro con los brazos. Empuja tus pies hacia el obstáculo, no hacia abajo. Trata de estirar tu pierna más alta.

El empuje de tu pierna y el tirón del brazo deben ser en un movimiento suave. El objetivo es llevar el pecho por encima del obstáculo.

Mientras tu pecho va pasando, debes cambiar de tener las manos colgando a tenerlas arriba. Para la mayoría de la gente, esta es la parte más difícil del ascenso.

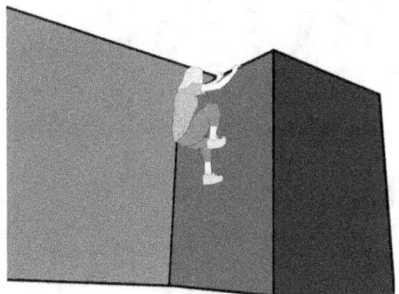 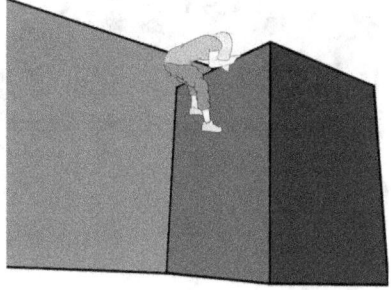

Usando el impulso del empujar/tirar, rápidamente quita el peso de tus manos y colócalas sobre el obstáculo, de modo que tus palmas estén sobre él. Mientras más puedas empujar contra el obstáculo y cuanto más impulso tengas, más fácil será.

Cuando estás aprendiendo esto por primera vez, puedes hacer la transición con un brazo a la vez y luego progresar para hacerla con los dos brazos juntos cuando estés listo.

Cuando tus manos estén levantadas, empuja hacia arriba. Mantén el pecho hacia adelante para no caer de espalda. Para pararte sobre el obstáculo, usa uno de tus pies para patear un poco.

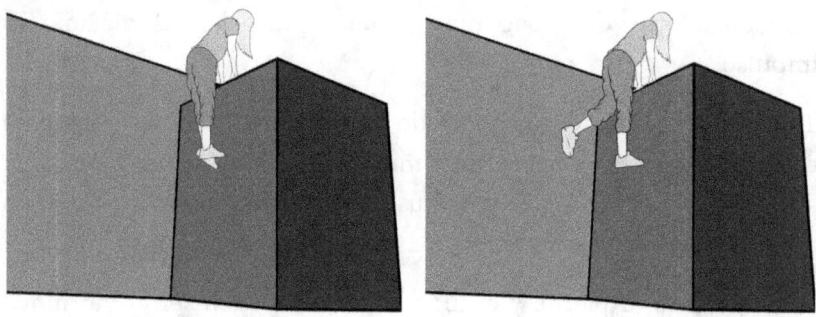

Lleva tu otro pie hacia arriba. Evita usar los codos y las rodillas para ayudarte.

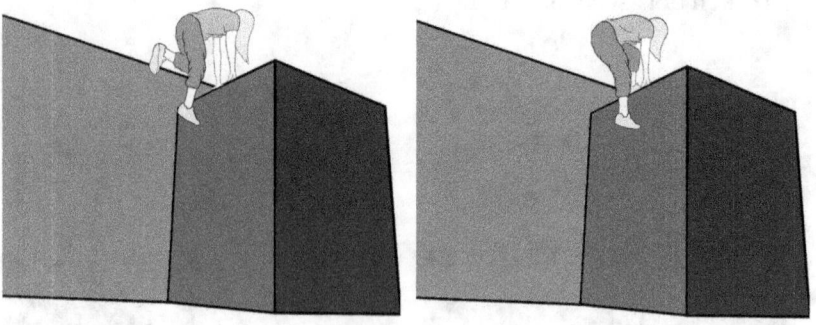

Alternativamente, puedes hacer el muro emergente para pararte.

Cuando ya puedas escalar el muro, intenta hacerlo desde una suspensión estática. Empuja un poco tu cuerpo contra el obstáculo para ayudar a levantar las caderas hacia atrás.

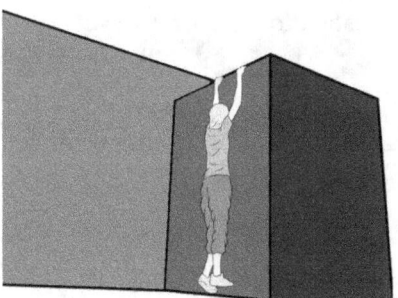 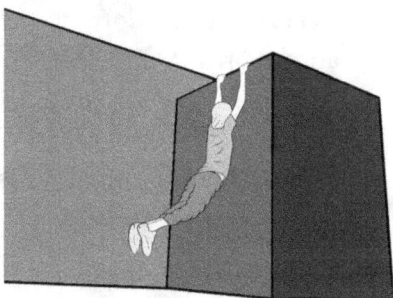

Mientras tus piernas se balancean hacia adentro, coloca un pie en el muro y luego coloca la otra pierna lo más alto posible para que puedas hacer la transición hacia subir el muro.

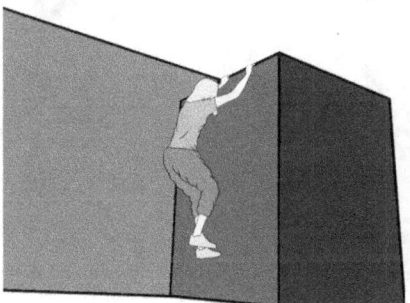 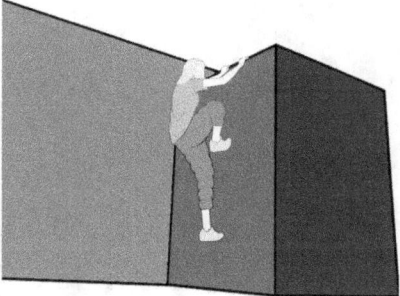

La técnica correcta es lo que te llevará a la cima de un obstáculo, pero tener más fuerza lo hará más fácil, especialmente cuando lo haces desde una colgadura estática. Algunos ejercicios útiles para ayudar a desarrollar la fuerza son:

- **Fondos.** Con las manos frente a tu pecho para imitar escalar, en lugar de tenerlas a tu lado.
- **Dominadas.** Dominadas estándares. No confundir con dominadas de barbilla.

- **Subidas en reversa.** Empieza desde arriba del muro y lentamente baja invirtiendo la acción de subida.
- **Superburpees.** El mejor **ejercicio de** acondicionamiento completo.
- **Recorrer alrededor.** Cuelga un obstáculo y recórrelo a su alrededor.

Eventualmente, puedes progresar a una escalada de muro con un solo brazo desde una colgadura estática.

Capítulos Relacionados

- Dominadas

CARRERILLA DE MURO VERTICAL

Usa la carrerilla de muro vertical para superar obstáculos altos.

Para practicar la carrerilla de muro vertical, puedes utilizar cualquier obstáculo que sea lo suficientemente alto. No tienes que llegar a la cima para practicar, pero si puedes lograrlo, esto significa que también puedes practicar tu escalada de muro (u otras técnicas) al mismo tiempo. Los tramos de muro pequeños también se pueden usar como parte de un muro emergente.

Inicialmente, tendrás que familiarizarte con tus pasos para tener el ritmo correcto al acercarte al obstáculo. Después de un tiempo, esto se volverá intuitivo.

Encuentra un lugar donde te sientas cómodo con la pierna apoyada en el obstáculo aproximadamente a la altura de la cadera. No debería estar tan cerca que estés empujando o tan lejos donde te estés estirando para alcanzarlo.

Cuando lo hayas encontrado, puedes empezar a sentirte cómodo poniendo un pie en el obstáculo y saltando de él. No te preocupes por ganar altura todavía.

Usa su pierna fuerte contra el obstáculo primero, ya que ese es el que va a tener el mayor impacto. Eventualmente, querrás practicar en ambos lados.

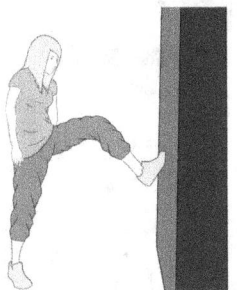
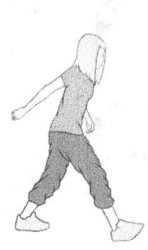
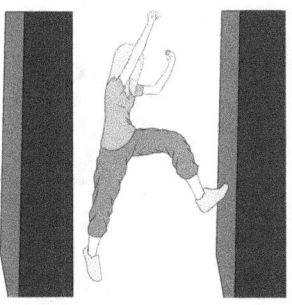

Cuando tu pie golpee el obstáculo, empújalo hacia arriba. El objetivo es subir tu centro de gravedad. No apliques demasiada presión hacia abajo, ya que esto hará que resbales. Corre hacia el obstáculo y salta sobre él.

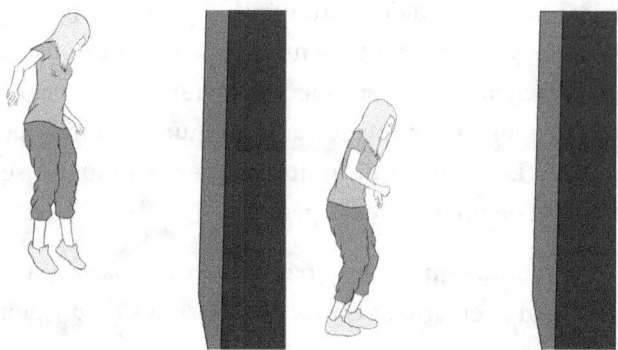

Cuando te sientas cómodo, agrega un poco de velocidad para que puedas obtener más altura. No vayas demasiado rápido demasiado pronto, o simplemente chocarás con el obstáculo.

Salta y planta tu pie lo más alto que puedas, luego patea rápidamente. Si vas demasiado lento al despegar, perderás potencia.

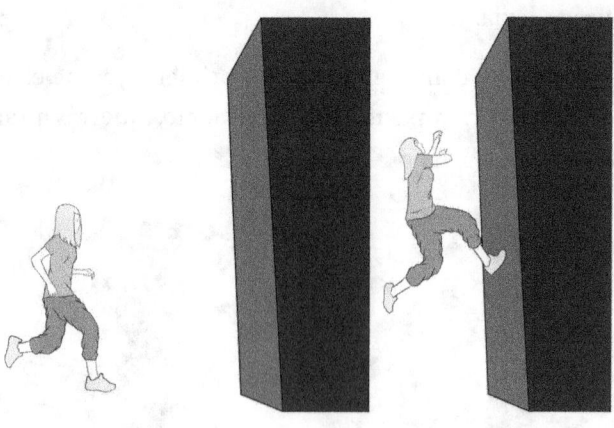

Si el obstáculo es pequeño, puedes intentar agarrarte del borde. Si no, tócalo en el punto más alto que puedas, teniendo en cuenta que cuanto más alto subas, más larga será la caída hacia abajo.

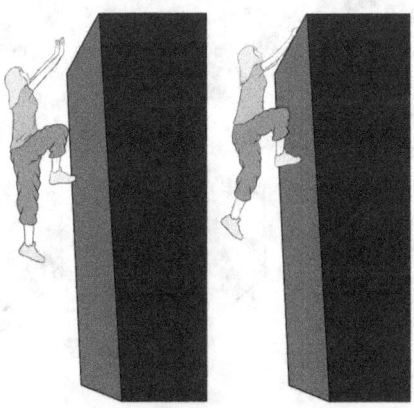

Después de un poco de práctica, podrás reconocer cómo reaccionar de acuerdo con el obstáculo, variando tu velocidad de aproximación, cuándo saltar, qué tan alto colocar el pie, etc.

Levantar los brazos hacia arriba te dará más alcance, al igual que liderar con un brazo.

Dejar la mano sobre el obstáculo puede ser útil para darte un empujón adicional, así como para evitar chocar contra él.

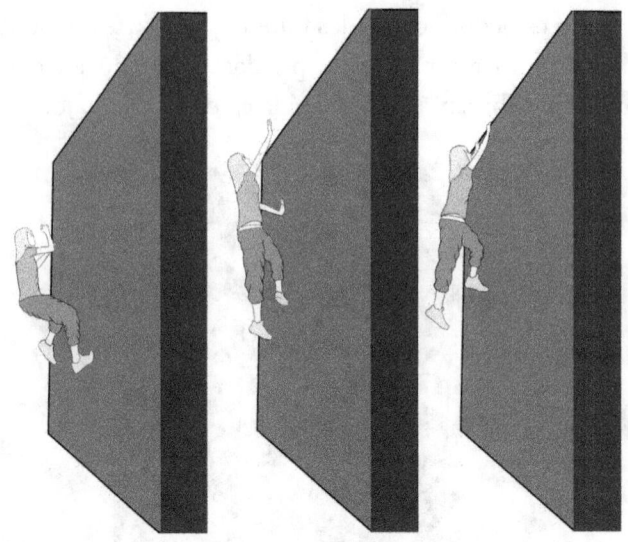

Capítulos Relacionados

- Escalada de Muro

SALTOS DE MURO

El salto de muro se usa para superar rápidamente obstáculos que son demasiado altos para saltar, pero lo suficientemente bajos como para que no sientas la necesidad de usar el muro para escalar.

También se puede utilizar junto con la escalada de muro. Cuando estés en la posición "arriba" de la escalada del muro, usa el salto para subir a la parte superior del muro.

Cuando aprendas por primera vez el salto de muro, hazlo en un obstáculo que te resulte un poco difícil de superar con el salto kong. La primera progresión para el salto de muro es hacerlo con un aterrizaje de grúa.

Haz una carrerilla de muro vertical, pero debido a que el obstáculo es bajo, en lugar de tener que colgarte, solo usa tus brazos para darte un poco de impulso y luego aterriza en un aterrizaje de grúa. Una patada potente desde el muro es esencial.

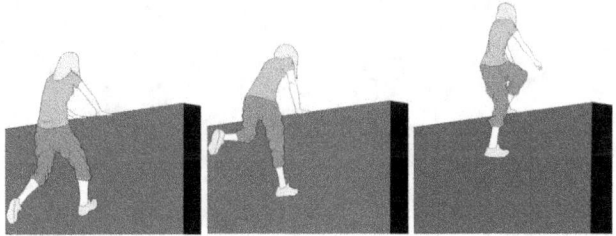

Cuando puedas hacer eso, intenta llevar ambos pies hacia los lados.

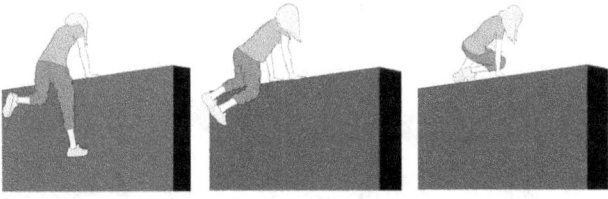

Finalmente, puedes hacer el salto de muro completo levantando ambos pies para aterrizar encima del obstáculo. El movimiento es como el que se usa en un salto de kong.

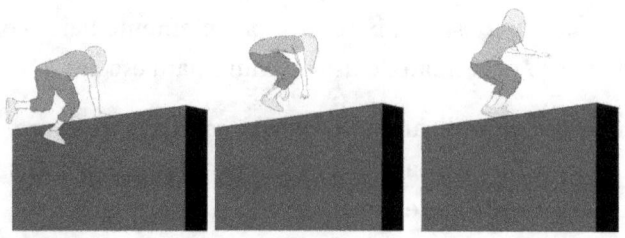

Capítulos Relacionados

- Aterrizaje de Grúa
- Salto Kong
- Escalada de Muro
- Carrerilla de Muro Vertical

PASO RÁPIDO EN ESQUINA DE MURO

El paso rápido en una esquina de muros, es cuando usas dos muros en una esquina para ganar altura adicional. Es como hacer un tic-tac en un muro para ganar altura en el segundo, que luego continúas "corriendo" hacia arriba.

Antes de intentar el paso en esquina de muro, debes dominar el paso del muro vertical y el tic-tac.

Primero, siéntete cómodo haciendo el tic-tac de un muro y luego empujando al otro. Deberás reaccionar rápidamente con los pies.

Decide con qué muro quieres empezar primero. Si está en tu lado izquierdo, usarás tu pie izquierdo para entrar, y si está en tu lado derecho, usarás tu pie derecho para entrar.

Entra en un ángulo de aproximadamente 45° y coloca tu pie al nivel de la cadera para hacer tic-tac desde la primera al segundo muro.

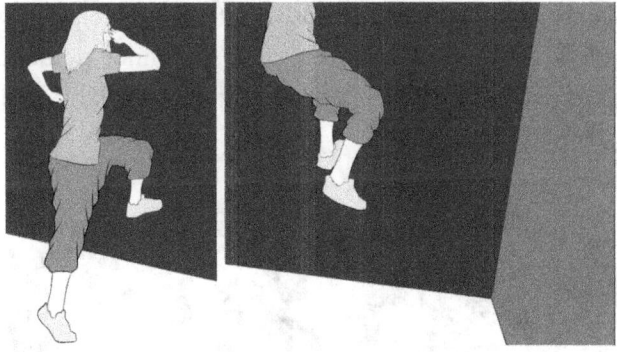

Usa tu otro pie para empujar hacia atrás en el segundo muro (nuevamente al nivel de la cadera) y luego baja para aterrizar usando un toque de seguridad.

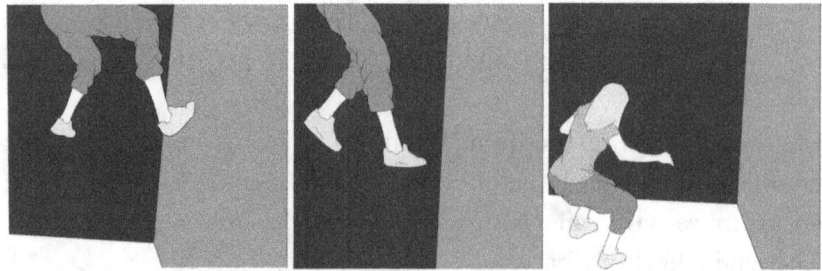

Tus brazos o manos pueden ayudarte a empujar el muro o puedes lanzarlos hacia arriba para obtener más impulso vertical.

Prueba el ángulo en el que te acercas al primer muro para que puedas empujarlo mejor.

Continúa practicando esto gradualmente, agregando más velocidad para que puedas obtener más altura. Aplica técnicas básicas de carrerilla de muro para una elevación más vertical.

Cuando estés listo, agrega la carrerilla de muro al segundo muro para que puedas llegar a la parte superior del obstáculo.

La colocación del pie y la explosividad son las claves. Necesitas mucha potencia y el ángulo correcto en el primer tic-tac para que puedas obtener más impulso del segundo paso para continuar la carrerilla de muro.

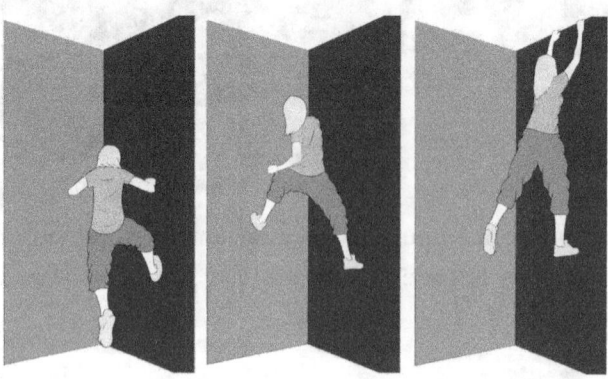

Las imágenes de arriba muestran moverse del muro izquierdo al derecho y luego de regreso al izquierdo para agarrar la parte superior del obstáculo.

Una alternativa sería hacer tic-tac del muro derecho y luego hacer una carrerilla de muro vertical estándar, que subas por el muro izquierdo para agarrar la parte superior.

Capítulos Relacionados

- Toque de Seguridad
- Tic-Tac
- Carrerilla de Muro Vertical

TÉCNICAS DE BARRA

Esta sección cubre técnicas que están asociadas predominantemente con barras y que no se han cubierto en secciones anteriores.

UNDERBAR RECTO

El underbar recto te permite pasar suavemente por debajo o entre barras u otros obstáculos, como repisas.

Cuando aprendes por primera vez el underbar recto, quieres progresar muy lentamente. Si vas demasiado rápido demasiado pronto, probablemente terminarás lesionándose.

Encuentra un obstáculo con un espacio de buen tamaño para pasar. Pasar de bajo a alto será más fácil que de alto a bajo, ya que te dará más control con los pies del otro lado.

Cuando hagas el underbar, deja que tus pies guíen tu cuerpo y tus manos agarren el obstáculo para ayudar a controlar tu cuerpo mientras avanzas.

Párate al lado de la barra y pasa una pierna, luego la otra.

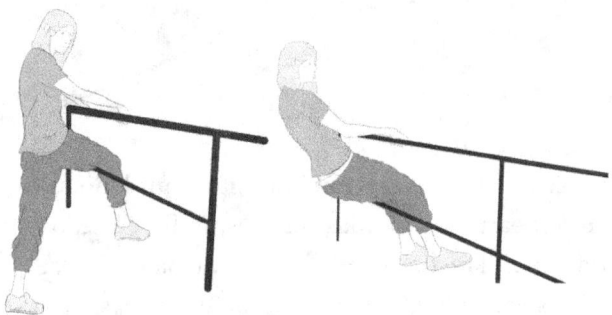

Trabaja lentamente con tu cuerpo. Usa esta velocidad lenta para familiarizarte con la distancia entre las partes de tu cuerpo y el obstáculo a medida que lo atraviesas.

Presta especial atención a tu espalda y cabeza, ya que es posible que reciban un golpe. Ten mucho cuidado de no golpearte la cabeza.

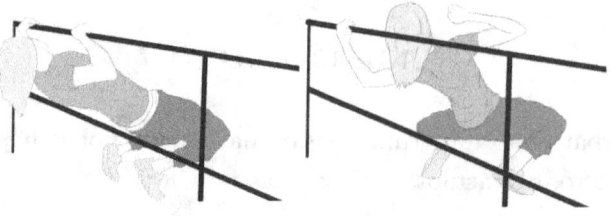

Cuando te sientas cómodo, ve más rápido gradualmente. Trata de ponerte más recto también, en lugar de entrar de lado.

Lidera con los pies, inclínate un poco hacia atrás y estírate hacia adelante para agarrar la barra con las manos para poder salir adelante. Recuéstate mientras tiras, de modo que la parte superior del torso y la cabeza puedan pasar. Dirige tus piernas hacia arriba.

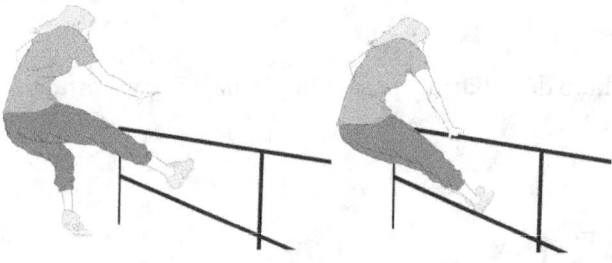

Puedes mover las piernas ligeramente hacia un lado si es necesario para evitar golpearte las rodillas o las espinillas. Luego prueba diferentes variaciones. Practica de alto a bajo, de bajo a alto, espacios más pequeños, más velocidad, viniendo desde un lado, salto de espacio al underbar, etc.

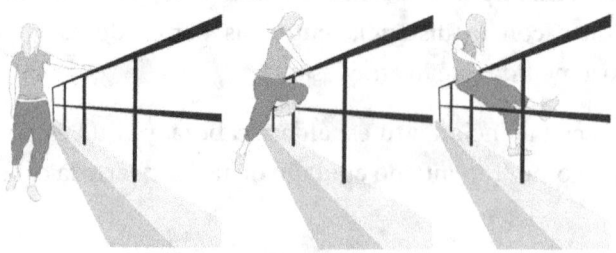

Cuando hagas saltos de espacio de underbar, apunta con los pies, de forma similar a como lo harías con un salto de precisión. Apúntalos a través del espacio, para que el resto de tu cuerpo siga el mismo camino.

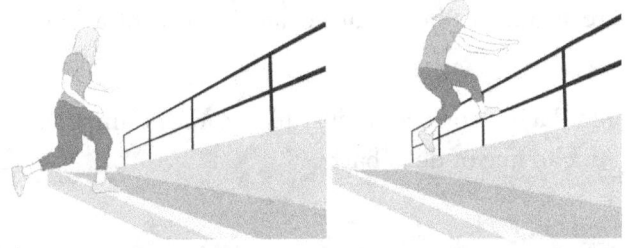

No te recuestes demasiado y, tan pronto como agarres la barra, controla la forma en que el resto de tu cuerpo pasa.

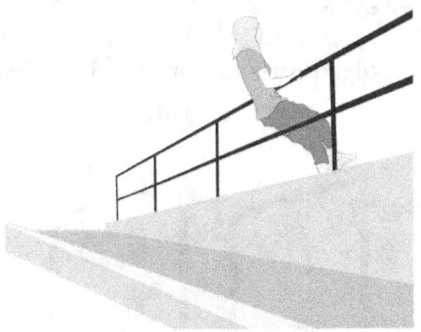

Nota: Cuando vas debajo (no entre) algo sobre el pecho a la altura de la cabeza, generalmente no es necesario hacer el underbar, pero aún debes usar la mano en el obstáculo que está sobre ti como guía para no golpearte la cabeza.

Capítulos Relacionados

- Salto de Precisión

LACHÉ

El laché se usa para balancearse de una barra (o rama, o cualquier otra cosa desde la que puedas balancearte) y luego aterrizar en posición de precisión, grulla o gato, o agarrarte a otra barra (laché a laché).

Saber cómo laché correctamente te permitirá impulsarte a una distancia mucho mayor de la barra.

Balanceo

La parte más importante de cada laché es el balanceo. No intentes simplemente balancearte con las piernas. Tendrás que usar tus hombros, pecho, torso, etc.

Empieza con una colgadura estacionaria de la barra. Pon tus pies detrás de ti y dobla tu columna hacia atrás.

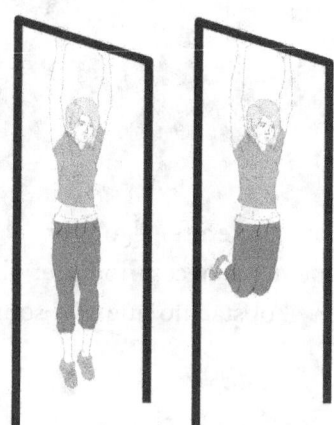

Dobla las rodillas hacia el pecho y luego empuja los pies hacia afuera y hacia arriba. Mantén los brazos rectos. Este es un movimiento fluido hecho de manera explosiva.

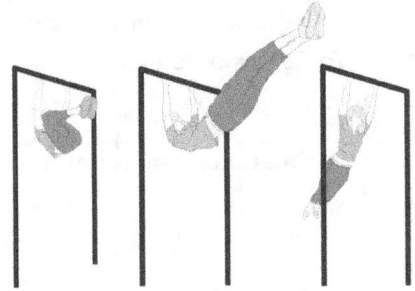

Laché con precisión

Cuando tengas la técnica de balanceo correcta, puedes intentar el laché con precisión. Si todavía no sabes cómo saltar con precisión, aprende eso primero.

Como ocurre con cualquier salto de precisión, debes saber dónde quieres aterrizar. Elige cualquier punto (línea, grieta, etc.) en el suelo que estés seguro de poder alcanzar.

También debes ver ese punto de recepción cuando sueltes las manos. Para hacer esto, necesitas soltar las manos una a la vez.

Mientras tu cuerpo avanza, suelta una de tus manos y mantenla frente a tus ojos. Cuando ganes suficiente velocidad, suelta la segunda mano y mantén tu mirada en la línea donde vas a aterrizar.

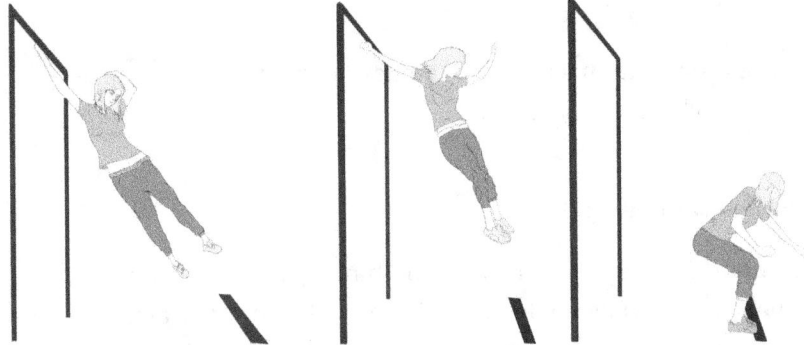

Esta técnica de liberación del brazo permanece igual sin importar qué tan lejos quieras ir o qué tipo de laché estés haciendo. Siempre suelta una mano primero, luego la otra.

Para más precisión, solo debes obtener más impulso en el balanceo.

Laché a Laché

Para el laché a laché, en lugar de enfocarte en un punto de aterrizaje, debes concentrarte en la siguiente barra que agarrarás.

Para hacer un laché a laché continuo, debes agarrar la siguiente barra con las piernas detrás de ti, de modo que mantengas la velocidad suficiente para el siguiente balanceo.

Empieza a balancearte y suelta tu primera mano cuando tus piernas vayan frente a ti. Mientras sueltas la segunda mano, mueve las piernas hacia atrás. Luego coge la barra.

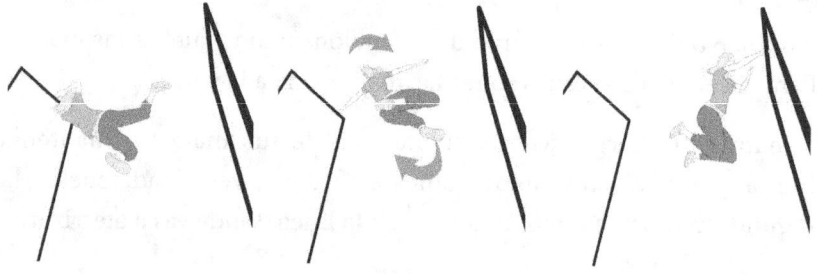

Mueve las piernas hacia adelante nuevamente y luego repite el movimiento, laché a laché a laché.

Laché al salto del gato

El salto de laché a gato es una combinación de laché a precisión y laché a laché. Es laché de precisión porque tienes que aterrizar en el muro con las piernas, y es laché a laché porque tendrás que agarrar algo con los brazos.

Si aún no sabes cómo hacer un salto a colgadura de gato, aprende eso primero.

La liberación del brazo es la misma. Suéltala primero con una mano y luego con la otra. Mantén las piernas frente a ti todo el tiempo, para que puedas absorber el impacto cuando aterrices en modo gato.

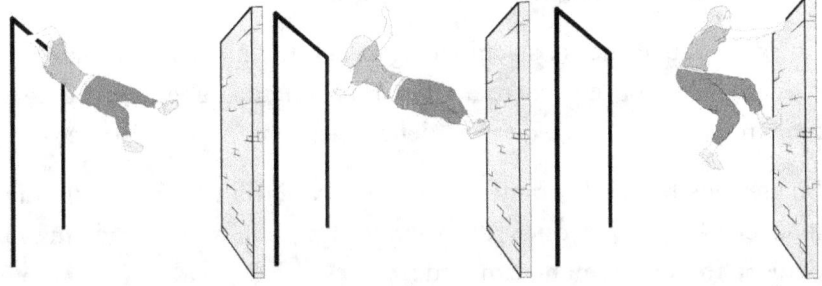

Capítulos Relacionados

- Salto de Precisión

CRUCE DE MONO

El cruce de mono (también conocido como el perezoso shimmy) se usa para cruzar obstáculos de larga distancia de los que puedes colgarte. Es más seguro que la caminata de gato sobre la barra y también funciona con una cuerda.

Cuélgate debajo del obstáculo, colgado de tus manos y con ambos pies cruzados sobre la cuerda. Tu mano izquierda debe estar frente a tu mano derecha, tu pie derecho debe estar frente a tu pie izquierdo.

Mantén los brazos ligeramente doblados y activa tu núcleo durante todo el tiempo que estés atravesando. Empieza a mover tu mano derecha frente a tu mano izquierda.

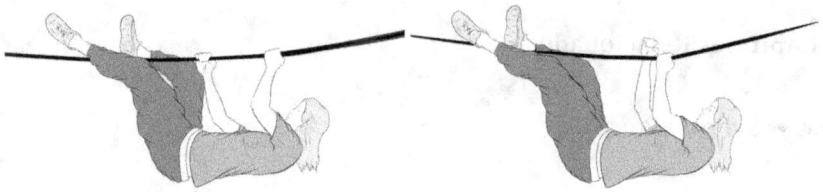

Mientras agarras con la mano derecha, mueve el pie izquierdo delante del derecho. No deslices los pies. Levántalos. Esto evitará quemaduras por fricción.

Asegúrate de que tus pies caigan uno delante del otro y no encima; de lo contrario, te enredarás.

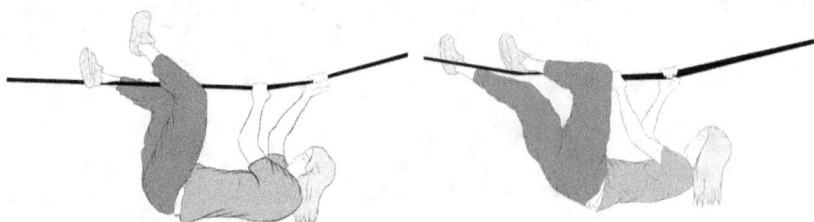

Continúa con este movimiento.

MUSCULATURA

La musculatura se utiliza para subirse a obstáculos más altos, como repisas colgantes, en los casos en que no se puede usar un muro para trepar.

Tendrás que dominar la subida de muro antes de intentar la musculatura, tanto por razones técnicas como de acondicionamiento.

La musculatura es un ejercicio bastante exigente físicamente. Progresar gradualmente es la clave del éxito.

Empieza con la rodilla colgante para levantar la pierna del codo.

Cuélgate de la barra y levántate ligeramente para retraer los omóplatos. Esto te ayudará a mantenerte estable mientras haces el ejercicio.

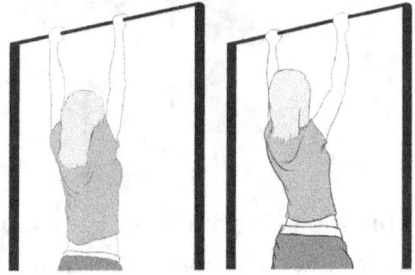

Mantén tu núcleo apretado y gira hacia adelante un poco. Cuando tu cuerpo comience a balancearse hacia atrás, empuja las rodillas hacia el pecho.

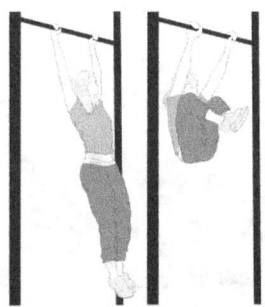

A continuación, debes aprender a utilizar el impulso desde la rodilla colgante hasta la elevación del codo para pasar por encima de la barra.

Empieza a levantar la rodilla colgante a la pierna del codo como de costumbre. A la altura del balanceo de espalda, empújate hacia adelante y empuja las rodillas hacia el pecho, mientras permites que las muñecas giren sobre la barra. El movimiento de la muñeca es muy importante.

Te ayudará que tengas acceso a una barra inferior para practicar el movimiento. Si no es así, tenlo en cuenta cuando hagas la musculatura.

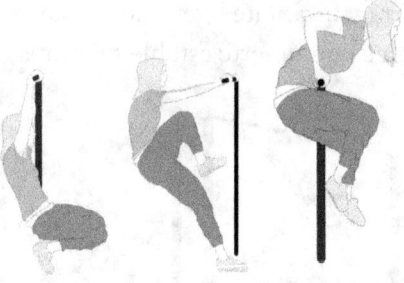

Ahora puedes combinarlo todo para hacer la musculatura. Es importante utilizar todo lo que has aprendido hasta ahora. Recuerda mantener tu núcleo apretado.

Además de retraer los omóplatos, tira de los brazos hacia adelante un poco al pasar por encima de la barra.

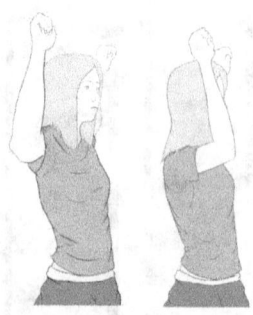

Puedes usar un poco de tiza para obtener un agarre adicional, aunque probablemente no tengas este lujo en escenarios de la vida real.

Genera algo de impulso y luego empuja las rodillas hacia el pecho.

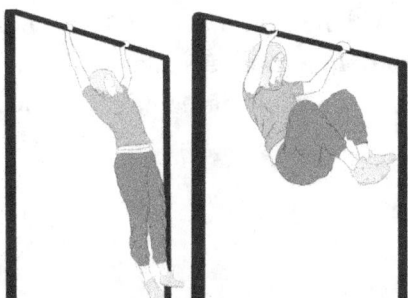

Mientras lo haces, asegúrate de que tus muñecas estén sueltas. En el momento adecuado, súbete a la barra. Empújate hacia arriba hasta que tus brazos estén completamente extendidos.

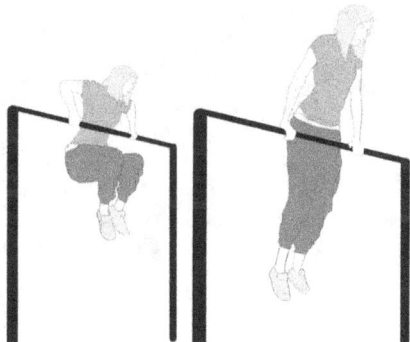

Si esto fuera un obstáculo, levantarías el pie y te pondrías de pie, como en la subida del muro.

Si deseas hacer varas musculaturas, puedes utilizar el impulso que ganes al bajar para pasar a la siguiente repetición.

Cuando hayas desarrollado más fuerza, intenta hacer la musculatura con cada vez menos balanceo, hasta que puedas hacerlo desde un punto muerto.

También tendrás que practicar haciendo musculaturas sobre repisas colgantes, donde no hay muros contra los que puedas empujar tus pies. Para hacer esto, tienes que ajustar tu técnica un poco, ya que no tienes una barra para que tu muñeca gire. Usa el movimiento de la mano "pop" que utilizas cuando hace una subida de muro.

REFERENCIAS

Edwardes, D. (2009). *The Parkour & Freerunning Handbook*. Virgin Books.

Ferriss, T. (2010). *The 4-Hour Body*. Harmony.

Ford, R. Musholt, B. (2016). *Parkour Strength Training: Overcome Obstacles for Fun and Fitness*. CreateSpace Independent Publishing Platform.

Fury, M. (2011). *The Definitive Guide To Burning Fat and Building Muscle*. CelebrityPress.

Gerling, I. Pach, A. Witfeld, J. (2013). *The Ultimate Parkour & Freerunning Book: Discover Your Possibilities!*. Meyer & Meyer Fachverlag und Buchhandel GmbH.

Henry, M. (2017). *The Parkour Roadmap*. Mascot Books.

Ming, S. (2006). *The Shaolin Workout: 28 Days to Transforming Your Body and Soul the Warrior's Way*. Rodale Books.

Page, D. (2015). *Yoga for Regular Guys: The Best Damn Workout On The Planet!*. Authorscape.

RECOMENDACIONES DEL AUTOR

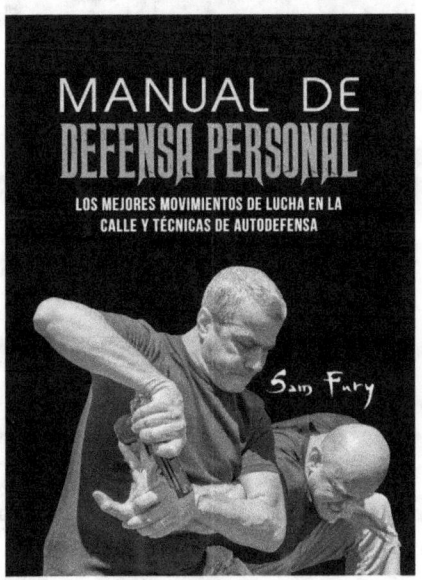

¡Aprende la defensa personal por ti mismo!

Este es el único manual de entrenamiento de autodefensa que necesitas, porque estos son los mejores movimientos de lucha callejera.

Consíguelo ahora.

www.SFNonFictionbooks.com/Foreign-Language-Books

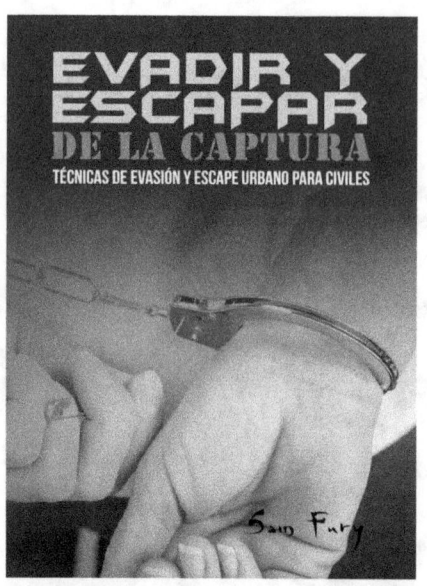

¡Aprende por ti mismo las tácticas de escape y evasión!

Descubre las habilidades que necesitas para evadir y escapar de la captura, porque nunca sabes cuándo te salvarán la vida.

Consíguelo ahora.

www.SFNonFictionbooks.com/Foreign-Language-Books

ACERCA DE SAM FURY

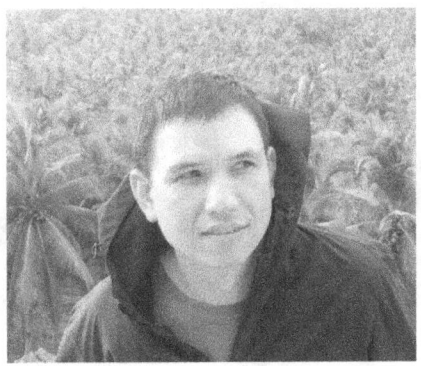

Sam Fury ha tenido una pasión por el entrenamiento de supervivencia, evasión, resistencia y escape (SERE) desde que era un niño creciendo en Australia.

Esto lo condujo a dedicar años de entrenamiento y experiencia profesional en temas relacionados, que incluyen artes marciales, entrenamiento militar, habilidades de supervivencia, deportes al aire libre y vida sostenible.

En estos días, Sam pasa su tiempo refinando las habilidades existentes, adquiriendo nuevas habilidades y compartiendo lo que aprende a través del sitio web Survival Fitness Plan.

www.SurvivalFitnessPlan.com

- amazon.com/author/samfury
- goodreads.com/SamFury
- facebook.com/AuthorSamFury
- instagram.com/AuthorSamFury
- youtube.com/SurvivalFitnessPlan

www.ingramcontent.com/pod-product-compliance
Lightning Source LLC
Chambersburg PA
CBHW070054120526
44588CB00033B/1432